好妈妈书架

小儿推拿专家教过敏问题轻松调

缘缘 雯婷茜子 /著

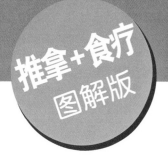
推拿+食疗
图解版

U0321890

机械工业出版社
CHINA MACHINE PRESS

科学技术文献出版社
SCIENTIFIC AND TECHNICAL DOCUMENTATION PRESS

孩子的免疫力还没有完全建立，常常会因为饮食不当、空气变化而出现过敏问题。本书针对孩子常见的过敏症状和反反复复的过敏问题，比如过敏性鼻炎、过敏性结膜炎、过敏性晨咳、哮喘、中耳炎、湿疹、荨麻疹等问题，从中医推拿的角度剖析病因，结合众多的调理案例，为焦虑的妈妈们提供既直观明了又绿色健康的小儿推拿方案和更多的饮食选择，以便从根本上改善孩子的过敏体质。

图书在版编目（CIP）数据

小儿推拿专家教 过敏问题轻松调 / 缘缘，雯婷茜子著.
— 北京：科学技术文献出版社：机械工业出版社，2018.2
ISBN 978-7-5189-3882-7

Ⅰ.①小… Ⅱ.①缘… ②雯… Ⅲ.①小儿疾病 – 变态反应病 – 推拿 Ⅳ.①R244.15

中国版本图书馆 CIP 数据核字（2018）第016968号

机械工业出版社（北京市百万庄大街22号　邮政编码100037）
策划编辑：刘文蕾　陈　伟　责任编辑：张清宇
封面设计：吕凤英　　　　　责任校对：黄兴伟
责任印制：常天培
北京联兴盛业印刷股份有限公司印刷

2018年4月第1版第1次印刷
169mm×239mm · 12印张 · 172千字
标准书号：ISBN 978-7-5189-3882-7
定价：59.80元

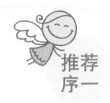
小儿推拿，见证爱的力量

中医文化博大精深，中医育儿智慧也受到越来越多的关注和认可。据我所知，近年来很多妈妈都加入了中医育儿队伍，线上线下的中医育儿课程也在如火如荼地开展着，尤其是小儿推拿，因其不需要借助外力，简单有效易上手，更是受到妈妈们的追捧。让孩子从小就因推拿获益，而少受针药之苦，是他们的福气，也是我们的福气！

中医讲究天人合一，号召大家按照天地四时的节奏养生，这样做，人就不容易生病。即便生病了，中医也认为人体自有大药，很多时候，人们可以通过启动自身的生命能量进行自我疗愈，这种自愈力是每个人与生俱来的，只不过我们常常用错误的方法抑制了孩子的自愈力，导致孩子的体质越来越差。春生夏长秋收冬藏，养孩子也需要因循这种自然的节奏和智慧的方式，以便能量在孩子身上流动起来，该补补，该泻泻，通过推拿、食疗和睡眠等方式，帮助孩子梳通经络，温补脾胃，休养生息，这种自然而然的调理方法，不但毫无副作用地保护了孩子的阳气和免疫力，还可以增进亲子关系，让爱的能量在家庭中流动起来，何乐而不为呢？

我答应为本书作序，还有一个很重要的原因，那就是本书所倡导的主题让我很感兴趣。现在过敏的孩子很多，尤其是先天气质敏感和有家族过敏史的孩子更容易中招。有些过敏问题很难对付，甚至迁延不愈、反反复复，孩子要长期服用抗过敏药物，给家长带来很大的困扰。有没有更好的调理方法呢？这些让很多医生都挠头的过敏问题，通过推拿就可以得到改善吗？

其实，过敏只是症状，根源在于孩子的正气不足而导致的外邪入侵。懂得了这一点，我们就不会只盯着孩子的症状不放，而是在接纳孩子身体反应的同时，通过推拿、艾灸以及食疗来提升孩子的正气，或者说免疫力，从而在根本上切断过敏的源头。

书中分享了具体的推拿建议和学员妈妈们的实践心得，也为大家提供了更多的美食参考，以便各位妈妈在孩子过敏期间有更多的饮食选择，这些方法绿色健康，没有副作用，妈妈们可以长期坚持去做。如果说造成孩子过敏的原因除了免疫力低下，还有一些情绪紧张、焦虑、压力大等心理因素的话，就更要坚持给孩子进行推拿了，因为，那就是一份无声的爱和关注，是舒缓孩子情绪、给予孩子安全感的良药啊。

从更深远的意义上来说，孩子从小就在妈妈温暖的推拿中长大，从小就食用妈妈牌的疗愈美食，不仅收获了受益终身的精神力量和良好体质，还可以在日后自己抚养孩子时，依然选择推拿的方法，这就是爱的传递，也是对中医文化最好的传承！

"知是行之始，行是知之成"，学以致用，方可获益。现在就请大家跟着本书学起来、用起来，让中医真正活在我们和孩子的生命中。

正安康健创始人、正安"自在睡觉"创始人
前百度副总裁、凤凰卫视节目主持人
梁冬

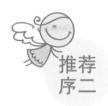

一招一式，一餐一饭，就是爱最动人的表达

我出生于一个具有家族慢性疾病遗传史的家庭，从小妈妈就非常注重对家庭成员的饮食调理，从寻找优质食材、了解食物功效到学习和研究营养搭配，都亲力亲为，用极大的爱心和耐心，帮助家人通过食物找回健康。因此，我从小就认为，食物中蕴含着巨大的疗愈力量。现在，我也成了一名营养师和全食物营养料理的实践者和受益者。

2011年，我升级当了爸爸，更加关注爱人和孩子的健康饮食。我在市面上常看到一些食谱类的图书，却较少看到将中医的绿色疗法和食物疗愈结合的图书，很开心受茜子之邀为本书写推荐序，因为它还真是让我眼前一亮。孩子胃口好、不生病是每一位父母都非常关注的事情，这本书就告诉了我们要怎么做。即便在孩子出现状况时，也可以沉静以对，用放松的心态来安抚孩子，用毫无副作用的小儿推拿，以及耐心熬煮的美食，将爱的能量通过妈妈的双手传递给孩子。这些质朴的做法，因为那份淡定从容和笃定坚持，一招一式，一餐一饭，不需要太多说教，自然就成了我们对爱最动人的表达。

过敏是个让人挠头的问题，尤其是反复过敏的孩子，只能长期服用药物，很多食物还不能吃，家长和孩子都深受其苦，幸好这本书给出了解决方案。书中除了直观的推拿手法，推荐的美食也是很有疗愈性，不仅拥有吸引孩子的斑斓色彩，更兼具了健康饮食的基本原则：全食物、天然、多样化。希望每一位妈妈都能通过这本书有所收获，让孩子远离过敏体质和过敏问题。

著名营养师、健康管理师
全食物营养料理的实践者
李珈贤

希望更多的孩子因推拿受益

从我开始用中医育儿智慧养育自己的孩子到现在，不知不觉已经走过了十个春夏秋冬。一转眼，我家女儿雨欣已经读小学四年级了。她从小到大没有吃过药；除了疫苗，没有打过针；原本是过敏体质的她越来越健康，甚至一年到头都很少生病了。这个过程足以让做妈妈的我感恩和自豪。我写了两本有关小儿推拿的图书，累计销售了几十万册，版权也被输出到了韩国，让大家对中医小儿推拿有了神奇的体验。

当出版社的编辑再次邀请我写第三本书的时候，我一口就答应了，因为很多的妈妈对于深入学习小儿推拿等中医育儿知识还有更多的期待。很多孩子都是过敏体质，生病后就是不停地打针吃药，妈妈就像热锅上的蚂蚁，一点别的办法都没有。所以，在这本书里我将分享更多辩证的思路和方法以及更多的案例，为大家详细分析过敏体质的原因及改善的方法。

值得一提的是，这本书我还邀请了曾是我的学员的雯婷茜子一起创作，她在营养美食方面绝对是专家，写过很多本美食畅销书籍。在本书中，她会教大家怎样针对孩子的身体状态做调养身心的美食，将妈妈的关爱注入孩子的食疗食补中。我愿意花精力这么做，只有一个想法，那就是希望能有更多的孩子从中受益。

本书主要讲小儿过敏的调养方法。抵抗力差、免疫力低下的孩子其实发病规律也有其特点，特别是小儿"二太病"——手太阴肺经（呼吸系统）、足太阴脾经（消化系统）常见各类急症，也是小儿最易得之病。想要养好过敏体质的宝宝，重中之重就是要调理好这两大系统。"正气存内，邪不可干"，正是过敏体质改善后的身体表现。

有了孩子以后，家长们最大的感慨就是养娃真难，去医院看病更是难上加难！孩子的病是怎么回事，医生从来不明说，只让去化验，最终那些看不好的病都变成了过敏问题。二胎开放了，很多妈妈却说："一个孩子已经养得那么辛苦，怎么再养第二个？"

其实，中医育儿有其独特的方式，这个方式就是尊重万物生长、寒来暑往、阴阳交替的自然规律，无论从饮食、节气、穿衣、运动都有自己的一套体系。在我看来，中医育儿是一个奇妙的旅程，很多人学习之后，在身体力行中收获了很多的智慧和感悟！

写这本书的时候，一路整理了妈妈们反馈过来的各种案例，看着妈妈们在育儿路上从懵懵懂懂、焦虑不堪到越来越豁达、自信和美丽，我内心尤为感恩和幸福。很多妈妈抬举我，说我是孩子们的健康使者，我实在是汗颜。在中医育儿这条路上，勤勤恳恳付出的都是妈妈们的爱与坚持。

小儿推拿看起来是一门技术，但最终你会发现，最大的法宝不是手法和技巧，而是我们的信念和心态。小儿推拿的运用不只是一种技术和工具，而是一种引领我们读懂生活和身体的智慧，这份智慧带给孩子们的是一份平静的陪伴和拒绝滥用药物的自由。

缘缘

食疗遇上推拿是孩子之福

"医学之父"希波克拉底曾经说过："药物治疗，不如食物治疗，食物是人类治病的最好药品。"他相信人体天赋的自然免疫力是疾病真正的终结者。我从小体质不好，妈妈也是常年被疾病所困，当我2005年了解到营养师这个职业时，被食物疗愈的神奇力量所吸引，毅然决然地到上海第二医科大学考取了第一批营养师的资格。

2008年，我成为了一名新手妈妈，为了宝贝的健康成长，我结合自己所学习的营养学知识，每日研究新菜谱，乐此不疲。宝贝在上幼儿园之前很少生病，且养成了不挑食的好习惯，然而一次意外感染，孩子的过敏问题大爆发，荨麻疹、过敏性咳嗽、肺炎接踵而至。我带孩子辗转很多医院，吃了很多药，效果甚微。这个时候我认识了缘缘老师，跟她系统学习了半年小儿推拿，亲眼见证了小儿推拿和食疗结合的神奇效果，孩子的身体越来越健壮，普通的感冒发烧只要按照缘缘老师教的推拿手法，再搭配多年积累的食疗经验，孩子很快就能康复。在此，我也特别愿意将这些年总结的实战经验分享给大家。

1. 容易过敏的孩子除了要规避引起过敏的食物，妈妈还要学会聪明的替代法，不能因为过敏就给孩子吃单一的食物，那样会导致营养不均衡，免疫力更差。这部分的食疗我都整理在第一章和第五章中。

2. 孩子一旦感冒，除了马上用外感四大手法给孩子做推拿，还需要叮嘱孩子多喝水，风寒感冒可以立刻煮葱姜萝卜水。如果只是嗓子痛、头痛、鼻塞、流鼻涕，一般是病毒性感冒，请参考本书第三章的食疗方法。

3. 容易感冒、咳嗽的孩子，一般而言都是肺气虚、脾胃弱，除了坚持给孩子捏脊、摩腹、按揉足三里外，平时要叮嘱孩子少吃油炸和肥甘厚腻的食物，多吃五谷杂粮、新鲜蔬果和根茎类食物，请参考本书第六章。帮孩子养好脾胃，就好比让小树扎好了根，根基牢才能枝叶繁茂，苗壮成长。

4. 对于长期过敏性咳嗽的治疗，妈妈一定不能心急，平时要加强饮食调护，注意食补养肺。可以适当进食百合、蜂蜜、梨、莲子、银耳这类养阴润燥的食物，少吃辛辣燥热、油荤肥腻的食物。孩子元气不足，一遇到冷空气，过敏问题就会加重，秋冬季尤甚。建议妈妈每天晚上坚持给孩子捏脊、搓脚心，把涌泉穴搓热，有助于提升孩子的免疫力。

5. 俗话说："鱼生火肉生痰，萝卜白菜保平安。"孩子的脾胃就像个加工厂，每日产能有限，如果每天只能加工 10 斤原材料，非得放 50 斤，结果就是机器超负荷工作，罢工了。肉类属于高热量、高蛋白的食物，特别容易产生郁热，诱发和加重过敏反应，遇到这样的情况，让孩子连续吃一段时间素食，煮一些银耳莲子粥、莲藕米粥、铁棍山药小米粥，自然就会好转。

这本书的食疗部分对孩子最容易遇到的问题给出了针对性的饮食建议。丰富多样的美食主要是为了增加妈妈给孩子的饮食选择，需要结合孩子的口味及身体状况，尽量清淡滋补或者败火降燥。个别美食中为了提味，增加了海米、紫菜以及海带等食材，妈妈们可以根据孩子的实际情况，在制作的时候，重新进行加减组合和变化。

学习绿色健康的饮食方式和中医育儿智慧，用推拿激活孩子的免疫系统，是每个父母都能做到的智慧选择。我一直深信：从怀孕开始，到孩子出生长大，就像是在建造一座大楼。我们每天悉心烹饪营养餐，就像在为这座建筑添砖加瓦，我们递给孩子的每一份食物，都传递着爱与责任，关系着他的一生。唯愿我们都能手持宝剑，心怀莲花，守护着孩子们从一株株幼苗长成一棵棵参天大树。

雯婷茜子

目 录

推 拿 篇

第一章

为什么给孩子看个病，最后都成"过敏儿"了？

食 疗 篇

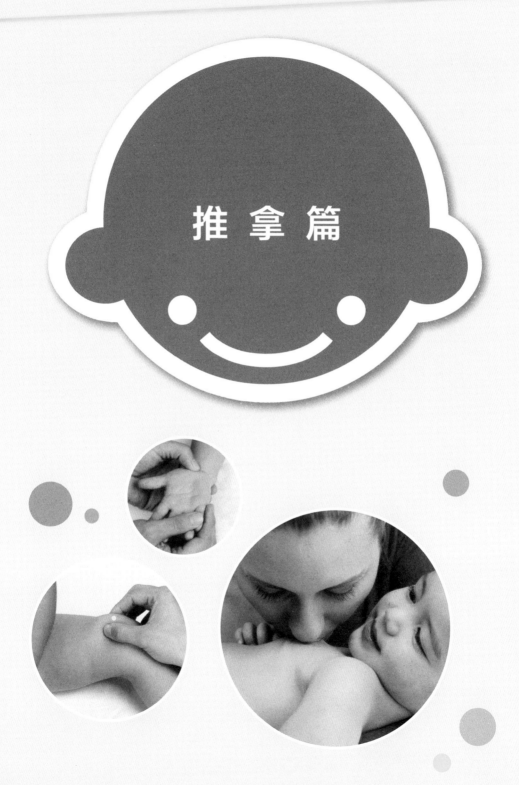

推拿篇

第一章 为什么给孩子看个病，最后都成"过敏儿"了？

一　为什么孩子总是过敏？

孩子生病了，没有不着急的父母。越来越多的妈妈跟我说孩子湿疹、咳嗽反反复复，被医生确诊是"过敏儿"，没有什么好的治疗方法，为什么这么多孩子都成了"过敏儿"？

我（编者注：推拿篇中的"我"均指作者缘缘，食疗篇中的"我"均指作者雯婷茜子）认为这和现代医学越来越发达、检测手段越来越先进不无关系。再加上大环境也越来越复杂，空气、水、食品的安全性有待提升。就拿雾霾来说，十年前可能从来没人关注，无论天多灰蒙蒙，重视养生的人还是照常在公园里锻炼，但现在只要雾霾一来，无论是大人、孩子还是老人，防霾的意识都在增强，大家看看街上戴口罩的人就知道了。

其实，我们小时候很少听说谁家孩子是过敏体质，最多说谁家的孩子体质差，总生病，当家长的太不省心。现在呢，很多孩子生病检查，到最后都是各种各样的过敏问题，根据妈妈反馈回来的案例，我发现江浙地区过敏体质的孩子特别多。

既然是过敏体质，那么判断的依据是什么呢？过敏原测试听过吧，有不少家长带孩子做过这项测试，那么来听听做过过敏原测试的家长的反馈吧：牛奶过敏、鸡蛋过敏、海鲜过敏、坚果过敏……这是听到最多的，碰到这种情况你可能会说"大不了我不吃了"。可是对于那些生活中让你无法避免又让你防不胜防的过敏原呢？如尘螨过敏、花粉过敏、冷空气过敏……更让许多家长头疼的是，孩子测不出来对什么过敏，可是过敏现象却非常明显，这可怎么办呢？

一些家长会通过忌口来让孩子避开过敏原。一个妈妈跟我说："我们家孩子自从小时候查出来对牛奶、鸡蛋过敏后，几年都没碰过这些食物，现在孩子4岁了，可是过敏问题还没解决。"

所以，知道或者不知道过敏原最终并不能改变过敏体质。那么还有必要去检测吗？我这里不给答案，家长需要根据孩子的具体情况做决定。

我见过很多常给孩子服用抗组胺药、类固醇药物的家长，其中有一个印象很深，那就是2013年1月份我在上海浦东开设的第96期小儿推拿班上的一个学员。她的孩子5岁多了，在上幼儿园大班，因为哮喘的缘故服用药物3年之久，而哮喘问题一直没有得到根本上的改善。

这个孩子的过敏问题到底有多严重呢？奶粉不能吃，一直母乳喂养，还经常长奶癣。一岁半才能吃蛋黄，两岁才能吃全蛋，三岁才打麻疹疫苗。现在除了对鱼虾等大家耳熟能详的发物过敏外，还对市面上所有的牛奶过敏，更别提有各种添加剂的食品了。他在幼儿园的五天里至少有三天的时间是单独吃病号餐，就算如此还是避免不了过敏，加上孩子小，管不住嘴巴，所以几乎天天都有过敏反应。

这个孩子表现出来的典型症状有：

☀ 过敏

（1）日常情况：皮肤痒，每天晚上因为不断挠痒，多动多醒。五年了，除非服用抗过敏药，否则没有一晚是一觉睡到天亮的。

（2）轻微过敏：皮肤痒、鼻塞、呕吐。

（3）中度过敏：白天咳嗽，晚上睡觉时喉咙有痰或痰鸣声。尤其是一晚三咳——睡下时咳嗽、半夜咳嗽、天亮咳嗽，一咳总会持续半个小时到一个小时，睡眠受到严重干扰。

（4）严重过敏：急性哮喘。偶会出现喘息，呼吸困难等症状。

（5）急性过敏：全身水肿，两岁时就到医院抢救过一次。每次出门必带抗过敏药，已经是随身物品了。

尿床

孩子妈妈跟我讲，孩子从三岁不带尿不湿后，天天尿床。四岁时，白天玩着玩着也会不自主地尿裤子。现在经常在晚上和中午午睡时尿床，为此幼儿园的老师意见很大。

孩子晚上基本睡下 1~2 个小时就会尿湿一次，等父母发现他翻身的时候，也早已经尿湿了，并且完全是睡着状态尿的。父母守在一旁盯着或者定闹钟时刻准备把尿，十次也总要失手两三次。而且孩子尿的次数和时间与当天身体状况很有关系：这两天身体不好，过敏严重，睡下不到一个小时就尿湿了；过两天身体还好，就会在睡下两个小时前后尿；难得有三个小时再尿的。如果继续这样下去，孩子的自尊心也会受到损伤。

个子矮，长不高

孩子先天不足，后天也不行。睡不好，多动，尤其是后半夜常醒，凌晨五六点基本半小时醒一次，大人也跟着睡不好，尤其他的妈妈，身体也被拖垮了。而且孩子发育迟缓，抵抗力低。在幼儿园，别看比别人大一岁，个子却矮别人大半个头，牙齿黑，头发黄。做妈妈的又是着急又是心酸。

这孩子我见过一次，他的妈妈描述得一点都不夸张。使用大量药物后，孩子的体质并没有越来越好，反而过敏症状逐年升级，而且药物导致肾亏严重，所以尿床、头发黄、牙齿黑、个子矮、睡眠差等症状都出来了。

其实，小孩子生机勃勃，本身就有很强大的修复力，只要不打压他的阳气，再用小儿推拿辅助祛邪，痊愈是必然的。有一件事，我们必须要理解，那就是不要将不适的症状当作敌人，总想着图眼前的清净，急着要将这些过敏症状除之而后快。症状只是我们身体在说话，或者说，是阳气在说话，提醒我们体内出了问题，我们要细心解读这些"另类语言"，将问题解决了，症状自然就消失了，而不是勉强将症状遏止下来，强压下来，适得其反地关闭孩子正常的祛病通道。

 ## 中医怎么分析过敏问题?

那么，有过敏症状就是过敏体质吗? 有这样疑问的家长其实挺多的，很多家长都是去了医院才被诊断孩子是"过敏儿"。那么"过敏儿"的判断依据是什么呢?

过敏反应，顾名思义，过于敏感性反应，是指某些物质或者某些环境对人体产生刺激时，机体出现的免疫系统异常反应。过敏症状的特点是发作迅速、反应强烈、消退较快，一般不会有太多后遗症。所以一般性的过敏症状，不是形成过敏体质的根本原因。

记得我的女儿雨欣小时候出去玩的一次经历，那天我们玩得很累，就坐在一个还没有开业的咖啡馆外面的桌椅旁休息，露天的桌椅上有很多灰尘，小孩子就是喜欢东摸摸西摸摸，可能也因为累了，她开始揉眼睛，结果就几分钟时间，雨欣的两只眼睛突然肿了起来，看上去很吓人，我一看就知道是过敏了。我们立刻离开了那个环境，回到家里我用抗过敏的手法给雨欣推拿了一下，很快就使她恢复了正常。

西医认为，导致孩子过敏的原因有内因和外内两种。

外因: 总体来讲，大环境的恶化，比如空气污染严重、食品不够安全，使得某些物质进入人体后导致人体部分免疫系统发生异常反应，这些物质被称为过敏原，是造成过敏的罪魁祸首。过敏原可以通过食入、吸入、接触及注射等途径进入体内。过敏原第一次进入体内后可造成机体的致敏状态，当这些物质再次进入体内后机体便会发生过敏反应，激发患者免疫系统的异常活动，最终造成一系列过敏性伤害。另外，就是入园后交叉感染，导致一部分孩子因过度用药而产生药源性伤害，使得免疫系统整个坍塌。

内因：当然，我们会发现不是所有的人都过敏，在同样的情况下有的人过敏而有的人不过敏。这个事实告诉我们，过敏的发生需要内因。西医分析这个内因就是一些人的免疫系统存在缺陷，他们的免疫系统异于常人，故容易做出"不辨敌友、无端攻击"的举动来，从而导致过敏的发生。而且，很多过敏性疾病具有遗传性，如果双亲都有过敏性疾病，其子代有75%的人会患上过敏性疾病的可能，其中50%的人在出生后前5年会发生过敏症状，随着年龄的增长，过敏的发生率会逐渐降低。

那么从中医上来说，孩子是怎么产生过敏问题的呢？为什么有些过敏问题能够迅速康复，而有些却久治不愈？为什么有些问题当时好了，没过一段时间又再度复发？从中医经络学上来分析，孩子出现过敏问题无外乎以下两种因素：

☀ 经络不通百病生

如果把身体比作绿洲，经络就是绿洲下面的地脉，蕴藏着大量的水源和矿物质，为绿洲提供丰富的营养。如果地脉遭到破坏，地下水就会慢慢干涸，绿洲也会逐渐消失。经络，在我们的生命中发挥着举足轻重的作用。

《黄帝内经》说："夫十二经脉者，内属于脏腑，外络于肢节。"它运行全身气血，联络脏腑形体官窍，沟通上下内外，把人体所需的能量、气血源源不断地运送到各个器官，供给机体以必需的营养。经络如同带动机器运转的电路，一旦电路中断或者不通，机器也就跟着罢工或者出问题。如果经络出了问题，势必导致人体精、气、神的紊乱和衰退，抗病能力随之降低，从而产生各种过敏问题，反反复复，最终变成过敏体质。

故《黄帝内经》云："经脉者，所以决生死，处百病，调虚实，不可不通。"中医认为"通则不痛，痛则不通"，意思是说，如果身体各部位经络气血通畅，就不会感到不舒服；如果身体某部位又痒又痛，那么一定是经络出了问题，气血运行不够通畅。

通常情况下，孩子身体没有固病久疾，也很少受到情绪搅扰，经络以相对平衡的状态存在于体内，此时，孩子身体就处于健康状态。然而经络一旦失去平衡，孩子就会产生相应的疾病。而小儿推拿就是通过按摩使孩子经络通畅，气血得以运行。气血通畅则能直达四肢九窍、皮肤肌肉、五脏六腑，如此则"正气存内，邪不可干"。经络通畅，病从何来？

☀ 气血不足，过敏问题就会来敲门

气血是人体生命活动的物质基础，是人体的能量供应站，一旦气血不足就像鱼儿缺乏水源、士兵缺乏粮食一样，失去了战斗力，也好比一座没有士兵把守的城门，敌人不费吹灰之力就能闯进来，肆意伤害我们的身体。

人体气血充足则身强体壮，能够适应自然界中偶尔发生的一些异常变化，而不至于过敏；相反，气血不足则对自然界变化的适应能力较弱，天气偶一变化，就会打喷嚏、流鼻涕、皮肤瘙痒，故"邪之所凑，其气必虚"。孩子之所以会过敏，很大程度上取决于其个体正气的盛衰。

中医认为孩子正气不足、免疫力低下会造成孩子对环境过于敏感的体质类型。一样的外在环境，因为孩子免疫力低下，免疫系统太过敏感，身体经常发出错误的警报。一阵秋风吹过去，秋高气爽多舒服，但过敏体质的孩子可能就开始打喷嚏、流鼻涕了。而长期给孩子服用抗过敏药物并不能改善孩子的过敏体质，反而会降低人体免疫系统的报警能力，治标而不治本。真正改善过敏体质的方法，就是改善孩子的免疫力、增强他的体魄，真正做到"正气存内，邪不可干"。

其实在中医看来，过敏体质多数是由于孩子肺脾不足导致的呼吸系统和消化系统的过敏症状，而父母错误的养育方式往往导致孩子的这些疾病周而复始，迁延不愈。当孩子稍微流点鼻水、咳两声，或稍微有些发烧、呕吐、腹泻，就立即带他看医生，让孩子吃退烧药、消炎药、止咳药、止呕药、止泻药、抗生素……结果，孩子的正气受到抑制，阳气便停止抵抗了。要知道，很多很多的症状，包括流鼻水、咳痰、又吐又泻、小便增加或汗多，其实都是祛病的一个途径——邪气入侵，阳气以水液作为媒介，运载邪气外出。但我们一看到孩子流鼻涕就用收鼻水的药，一咳嗽就用止咳的药，刚上吐下泻就用止呕止泻的药，结果吃了药，这些症状消失了，便以为孩子的病好了，我们也终于可以放松一下了。其实，这只是孩子的阳气被打压了，祛不了邪气，于是邪气开始在体内累积。到下一次身

体祛邪的时候，又让孩子服药令身体停止祛邪，结果又"好了"。不过父母很快就会发现孩子的过敏问题越来越频密，疾病也越来越难治好了。

正因为我们通过错误的方法，一次又一次地把病压下去，才导致孩子的阳气不断被削弱，所以有时候，孩子的身体不能以正常途径祛邪，于是过敏性鼻炎、哮喘、湿疹、荨麻疹等一系列过敏问题就都出现了。而长期服用一些抗组胺和类固醇的药物将会使孩子的阳气继续受损，肾精就会开始透支，孩子的生长发育也会因此滞后缓慢。

三　常见的过敏性疾病及推拿手法

过敏性鼻炎

我接触到的很多宝宝都有鼻炎或者过敏性鼻炎的困扰，江浙地区患有鼻炎的孩子尤为明显。很多医生往往把经久不愈的鼻炎定义为过敏性鼻炎，使用很多激素和抗过敏药物来控制鼻炎的发作，尤其是经久不愈的孩子，就会被戴上过敏性体质的"帽子"。对于西医来说鼻炎无法治愈，只能控制！也有不少人会辨证错误，把鼻炎当感冒治，下面我们从中医的角度来认识一下鼻炎。

首先，中医学认为"肺为娇脏，外合皮毛，开窍于鼻"。而宝宝的生理特点常常是脾肺气虚，腠理疏松，很容易被风寒等外邪袭击而引致发病。常常是运动出汗时鼻子很通畅，一静下来或吸入冷空气时鼻塞就会加重。而过敏性鼻炎，主要表现为鼻痒、打喷嚏，少则一次几个，多则几十个，其他症状和鼻炎很像。有很多宝宝抵抗力差，经常感冒咳嗽，每次防追堵截好像都控制不住，不如改变思路，改用推拿手法，很快就会发现宝宝的打喷嚏，流鼻涕和咳嗽全好了。

在我看来，无论是治疗鼻炎还是过敏性鼻炎，提高孩子的正气是根本，尽量减少过度用药，即便是流鼻涕，也要让宝宝的病邪能借着鼻涕流出去，而不是压下去，用一些"掩耳盗铃"的方法！中医所说的"正气存内，邪不可干""邪之所凑，其气必虚"，就是这个道理。过敏性鼻炎的推拿方法都不难，而且非常安全，长期坚持绝对有益无损。

建议用以下手法给孩子推拿：

按揉耳后高骨和风府穴时，宝宝多少会觉得疼痛不舒服，此时，妈妈一定要坚持下来，正是因为经络不通，孩子才会觉得疼痛。此时，妈妈就需要下工夫帮

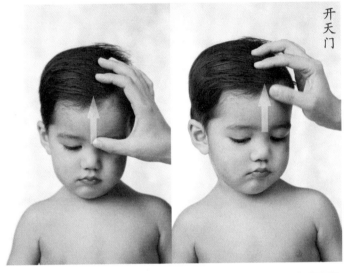

开天门 150 次。
用两只手的大拇指轻轻地自眉心交替直线推动至前发际线。

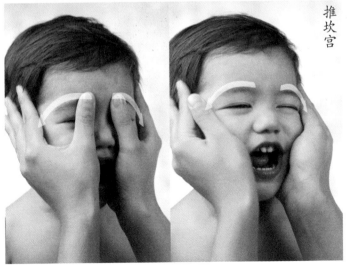

推坎宫 150 次。
用两个大拇指的正面从印堂穴沿着眉毛向眉梢分推。

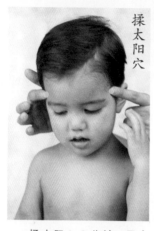

揉太阳穴

揉太阳 1~2 分钟。用中指指端轻轻按揉太阳穴。

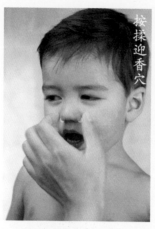

按揉迎香穴

按揉迎香穴 1~2 分钟。用中指或大拇指指端按揉位于鼻翼外缘中点的迎香穴。

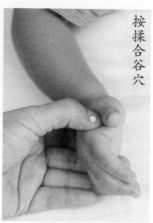

按揉合谷穴

按揉合谷穴 2~3 分钟。双手两侧都可以按摩。这个手法每天至少 1 次，最好是操作 2 分钟以上，坚持 1~2 周时间。

从上到下推鼻翼两侧 50~100 次，后用食指交替在鼻翼上来回擦拭 50~100 次，这两个手法对于清理鼻腔异物、缓解鼻腔敏感等症状效果特别好。

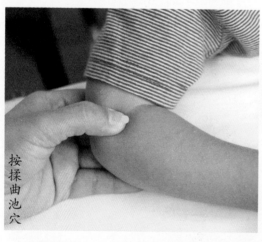

按揉曲池穴

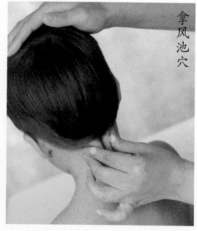

拿风池穴

按揉曲池穴 2~3 分钟。用大拇指指腹按揉肘部弯曲后肘横纹的终点曲池穴。

配合拿风池穴 2~3 分钟。用双手掌心贴住耳朵，十指自然张开抱头，拇指往上推，在脖子与发际的交界线各有一凹陷处，即风池穴。

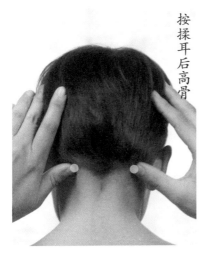

按揉耳后高骨

　　按揉耳后高骨 2 分钟、风府穴 2 分钟。风府穴位于后发际正中直上 1 寸处。也就是后背正中，从头发的边缘，也就是开始长头发的地方向上 1 横指处。

助孩子打通经络，排除寒气。对于过敏性鼻炎，用上面的手法进行按摩的时间、疗程要长一些，需要妈妈付出更多的耐心，这些手法只要坚持，一定会收到很好的效果。

　　另外，不单单孩子需要防治鼻炎，很多大人也有这方面的困扰。除了上述推拿手法外，还可以配合艾灸合谷、曲池和大椎穴。我自己也有过敏性鼻炎史，一般轻易不发作，每次发作都是自己体力透支加上变天等几个因素合在一起。记得上次过敏性鼻炎发作是在 2016 年十一长假后，旅途的疲劳加上天气突然降温导致着凉，鼻涕流不完，稍微感觉有点冷就开始不停地打喷嚏。回家第一件事就是艾灸大椎、合谷和曲池穴。对那一次印象很深是因为艾灸合谷穴明显感觉鼻子的痒感一点点在消失。只用了三天我所有的症状就明显改善，后面用推拿手法巩固几天就痊愈了。

鼻炎及其引发的鼻窦炎、腺样体肥大、中耳炎

　　我们为什么这么讨厌鼻炎呢？一方面鼻炎让我们呼吸困难，十分痛苦，从西医的角度来讲很难根除，除非免疫力改善；另外一方面，鼻炎并不单纯，它经常跟其他疾病"狼狈为奸"，联手搅扰孩子们的健康。比如鼻炎加重会发展成鼻窦炎，鼻炎可以诱发腺样体肥大、鼻夹肿大、扁桃体肿大，鼻后滴漏还会造成过敏

性晨咳。鼻炎甚至会诱发中耳炎等。所以我们要把鼻炎和它相关的这些问题理清楚，相信大家一定会有收获。

鼻炎

鼻炎就是鼻粘膜发炎。炎症一般都有充血、肿胀和修复的过程。

传统中医重视病因。分寒热虚实，但如果从炎症来看，则不用分那么复杂，否则妈妈们就容易混淆，反倒不利于上手操作。

鼻炎的第一期是充血、肿胀期。这时候只要消除了肿胀，症状就缓解了。后期是修复期，需要更多的血液和营养。不论初期还是修复期，改善局部血液循环就能减轻充血和肿胀，使炎性产物被带走，鼻炎就可以很快得到控制，也更容易痊愈。

改善鼻炎的推拿手法主要有：外感四大手法——开天门 1 分钟，推坎宫 2 分钟，按揉太阳穴 1 分钟，按揉耳后高骨 1 分钟。配合上下擦鼻翼两侧迎香穴，以热透为度，最好能做到局部潮红。如果宝宝不配合面部推拿，可用电子艾灸仪给孩子灸印堂穴、迎香穴、太阳穴各 30 分钟，电子艾灸仪无烟、无明火，不会烫伤孩子，效果其实更好。

改善鼻炎的推拿手法：

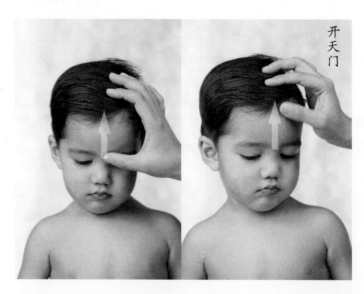

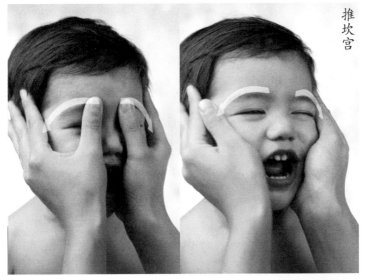

推坎宫

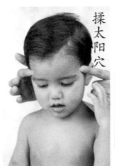

揉太阳穴

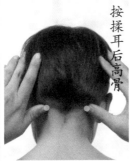

按揉耳后高骨

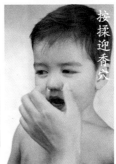

按揉迎香穴

鼻窦炎

和鼻炎有所区别，鼻窦炎的症状特征是长期流浊涕（黄色、粘稠、腥臭），可能伴随头昏脑胀、头痛，长期发展会使孩子的学习成绩下降。

鼻窦炎反复发作的根本其实是脾胃的问题，除了清热排脓以外，一定要配合健脾除湿、化痰的手法。饮食忌口大鱼大肉是必须的。

推拿手法除了借鉴鼻炎的手法外，还要再加上艾灸百会穴、丰隆穴、中脘穴、足三里穴各半小时。

鼻窦炎还可配合艾灸以下穴位：

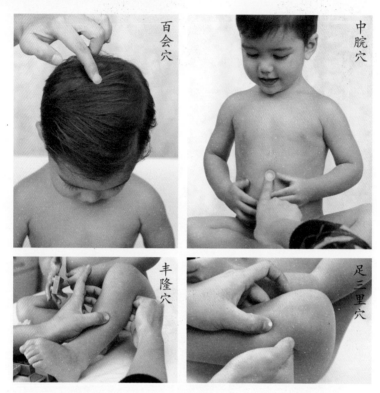

清热手法用清肝经 300 次，清肺经 300 次，清天河水 300 次，按揉合谷穴 2 分钟。

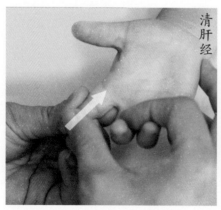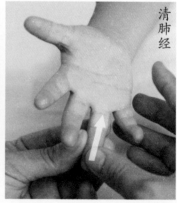

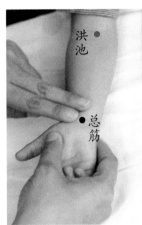
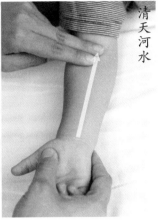
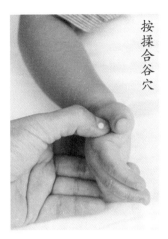

上面的方法，即便中医基础差，不会辨证的妈妈，也可以根据医院的检查和诊断马上就进行推拿。将疾病的特征把握住了，对症推拿才更有效。

腺样体肥大

早些年，我们很少人听过腺样体，连它长在哪儿，长什么样，有什么作用都不清楚。从腺样体所处的位置来讲，它位于鼻咽部上壁与后壁的交界处，呼吸道的上端，属于淋巴组织，表面呈桔瓣样。腺样体和扁桃体一样，也是人体抵御"外敌"的重要防线之一，出生后随着年龄的增长而逐渐长大，2~6岁时为增殖旺盛的时期，10岁以后逐渐萎缩。

通常腺样体肥大、扁桃体肿大、鼻炎、中耳炎，大部分都是反复感冒造成的后遗症，针对鼻炎诱发的腺样体肥大问题，西医都是以手术切除为最终根治方案，但是我接触过很多术后切除腺样体的孩子的家长，发现手术不是一劳永逸的，孩子还是会有各种其他问题频频爆发。治标不治本，不从根本上调理宝宝的体质，改善不良的饮食结构和生活作息习惯，这些治疗方法都只能一时起效。腺样体、扁桃体肥大的中医治疗思路都是以清热、滋阴、调养为主，加上针对发病部位的推拿和艾灸，双管齐下调理，是我目前看到的对此类疾病最有效、最快速的治疗方法。

腺样体肥大增生的机理与扁桃体肿大的机理基本一致，如果肺部有热，热邪向上熏蒸，就会使腺样体红肿，久而久之，出现增生、肥大。因此，腺样体肥大的患者多伴有扁桃体肥大。腺样体肥大的患儿最明显的特点就是入睡后打鼾明显，严重的还会憋气，睡卧不安，尤其平躺时呼吸困难，久而久之会导致腺样体样貌，脖子肥大和下巴相连，分不清哪里是脖子，哪里是下巴。孩子睡觉整晚打呼噜，只能侧睡，很多妈妈都为此非常焦虑，有的妈妈为了孩子睡得舒服些会整晚抱着孩子睡觉。

我推荐以下推拿手法：

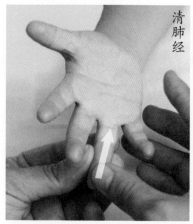

清肺经

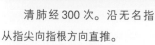

清肺经 300 次。沿无名指从指尖向指根方向直推。

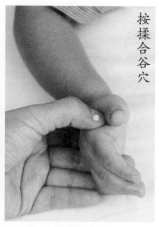

按揉合谷穴

按揉合谷穴 1~3 分钟。用大拇指按揉位于手背大拇指和食指的虎口处。沿手臂内侧从手腕推向手肘。

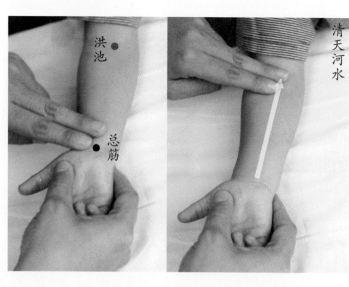

洪池

总筋

清天河水

清天河水 200 次。用食指和中指两个手指，沿手臂内侧从手腕推向手肘。每天一次，一周坚持按摩五天，休息两天。

　　体内有了热邪，就要使热邪释放出去。如果宝宝很容易便秘，大便黑，大便硬，除了饮食清淡，多吃蔬菜多喝水外，则手法上需增加：

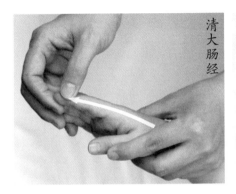

清大肠经

清大肠经300次。大肠经位于食指指侧，从指尖至虎口成一条直线，从虎口直推向食指尖为清大肠。

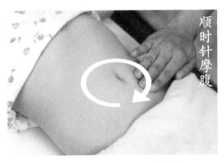

顺时针摩腹

顺时针摩腹3~5分钟。以肚脐为圆心，用手掌或者食指和中指指端顺时针方向在宝宝的肚子上缓缓转圈。每日一次，让肺热及时从大便泻出。

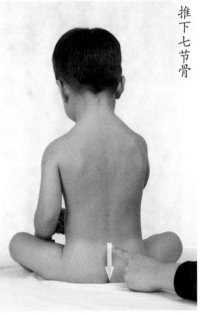

推下七节骨

推下七节骨300次。用拇指或食指和中指二指面自上向下从宝宝腰部最凹点处推至尾椎骨。

腺样体肥大属于慢性病，治疗周期长，平时还要多多坚持补肾滋阴的手法：

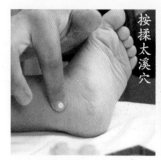 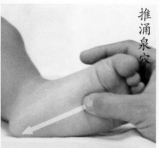 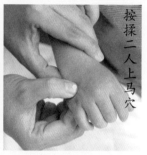

按揉太溪穴 1 分钟。用大拇指指腹按揉内踝骨后凹陷中。

推涌泉穴 200~300 次。用大拇指指腹从涌泉穴推向脚跟。

按揉二人上马穴 1~2 分钟。用拇指或中指指端揉位于手背无名指及小指关节凹陷处的二人上马穴。

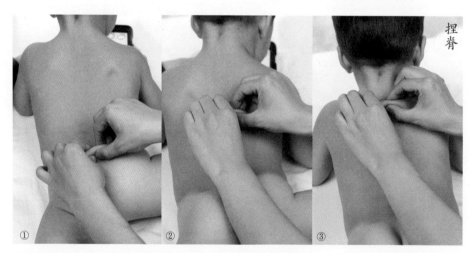

①　②　③

配合捏脊 5~10 遍，三捏一提 2 遍。双手搓热，然后温热肾俞。

　　除了推拿外，配合艾灸也是非常好的。近几年艾灸越来越普及，我指导学生的过程中，发现如果能配合艾灸可以在缓解症状和治疗上达到事半功倍的效果。艾灸穴位以面部印堂穴、太阳穴、迎香穴为主，后背以大椎穴、肺俞穴、风门穴为主（可用电子艾灸仪进行艾灸，无烟，无明火，更安全卫生）。穴位太多一天艾灸不完，没问题，可以分几天进行。

　　妈妈一定要牢记治疗这个病的关键：养大于治。除了推拿和艾灸外，常常会发现腺样体肥大的孩子大都有特别能吃、经常外食、睡得晚、喝水少、大便干的特点。孩子饮食不节制，经常会出现吃多了撑着的情况，中医上称为积食。积食容易化火，胃热诱发肺热，形成肺热蓄积，熏蒸腺样体。因此，要控制孩子的饮食，一定不要让他经常积食。还有就是养成多喝水、多吃蔬菜、早睡觉的生活习惯。如此这般，腺样体才能逐渐恢复到正常，腺样体肥大引发的各种症状也就迎刃而解！

　　鼻夹肥大、扁桃体肿大也是借鉴这个原理，除了用推拿手法来促进经络畅通、改善局部供血外，就是配合滋阴手法。扁桃体肥大急性期，也就是扁桃体发炎伴随发烧时怎么应对，我前两本书里有过详细的记录，大家可以参考。

中耳炎

　　宝宝感冒后可能引发急性中耳炎，长期鼻炎、鼻窦炎以及腺样体肥大也是导致急性中耳炎的好发原因。而慢性中耳炎常继发于急性中耳炎。耳痛是儿童急性化脓性中耳炎的最常见症状，常见表现为耳深部痛，逐渐加剧，如搏动性跳痛或刺痛，吞咽和咳嗽时耳痛加剧，小儿多因此烦躁不安、夜不成眠。发病后，大一点的孩子会喊耳朵痛，还不会说话的婴幼儿则会出现啼哭不止、抓耳摇头的症状，或不时从睡梦中惊醒，哭闹不安。一般在急性期及时处理不会有太多后遗症，小儿推拿对于急性中耳炎的处理方法既简单又有效。

　　小儿推拿治疗中耳炎的手法主要是：

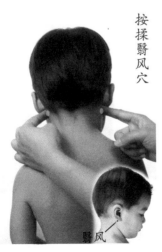

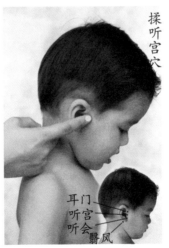

推揉听宫穴 2~3 分钟。听会穴位于头部侧面耳屏前部，和听宫穴离得很近，可以用大拇指上下推揉。

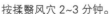

按揉翳风穴 2~3 分钟。

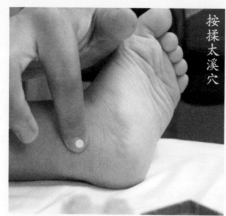
按揉双侧太溪穴各 1 分钟。

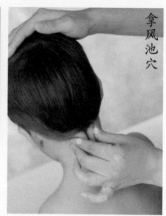
拿风池穴 50 遍。

宝宝俯卧，擦脊柱及两侧膀胱经，以热透为度，另外还可以重点揉肾俞穴 1~3 分钟。

　　中耳炎发作时，宝宝耳朵常常很疼，如果不太愿意配合推拿。还有一个特别好的方法是对着耳洞艾灸，靠热量直接熏灸患处，起到直达病灶的作用，所以效果很好。

　　用艾灸处理急性中耳炎效果非常好，包括分泌型中耳炎和化脓型中耳炎，我特别推荐用艾灸配合治疗。去年武汉班一名学员妈妈的孩子得了分泌型中耳炎，严重到几乎影响听力，同时还伴有腺样体和扁桃体肿大。医生建议立刻开刀手术以彻底斩断"病根"，这位妈妈差点哭晕了。我们当时通过电话分析了一切可能。我知道这位妈妈太需要冷静下来理清思路了：这些症状是不是病根和问题的源头，是否开刀就可以一劳永逸地解决孩子免疫力低下的问题。非常感恩地是，她在为孩子坚持推拿和艾灸了十天之后，孩子的听力居然恢复了，中耳炎也痊愈了，医生检查后都说这简直不可思议。

　　另外，中耳炎还会伴随内热重等症状，可以使用下列推拿手法：

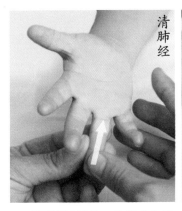

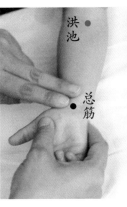

洪池

总筋

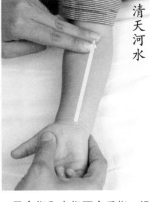

清肺经

清天河水

清肺经 300 次。从指尖向指根方向直推食指内侧。

清天河水 300~500 次。用食指和中指两个手指，沿手臂内侧由手腕推向手肘。

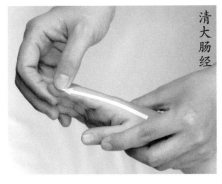

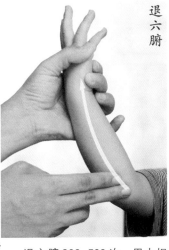

清大肠经

退六腑

清大肠经 300 次。从虎口沿食指直推向指尖。

这个手法可在发烧时使用。不发烧时可用退六腑 300 次，推三关 100 次。

退六腑 300~500 次。用大拇指或食指、中指推前臂靠小拇指那一侧的直线，自肘推向腕。

过敏性咳嗽

每年到了秋冬季节，宝宝们最容易反复发作的就是过敏性咳嗽和过敏性鼻炎。其实过敏性咳嗽和过敏性鼻炎很多时候是两种病名一种病根，尤其过敏性鼻炎的一些症状是鼻涕倒流积存于咽喉部，形成黏液，孩子每晚入睡前或者清早起床后，会表现为明显的高频咳嗽，有痰音。咳嗽是一种自我清理体内垃圾的过程，所以，将呼吸道黏液清理好之后，一整个白天都很少咳嗽。而鼻涕倒流我们一般是觉察不到的，所以宝宝常常表现出反复不愈的咳嗽。如果按照西医对于过敏性咳嗽的疗法，往往会用很多激素类药物，让咳嗽的反应不那么频繁，但也无法根治，有时越压制越容易反弹，反而使病根往下埋，以后要根治的话则更为不易。此时，当我们了解到过敏性咳嗽的最大诱因为鼻炎时，我们的治疗手法和思路就会不一样。当然不是所有的过敏性咳嗽都是因为鼻炎导致，所有，大家要学会辨证。

125 期小儿推拿成都班的杨晓莲，也是我印象非常深的妈妈之一，我记得上课前她给我写过一封长长的邮件，她流着泪写了这几年孩子的成长中很多辛酸的求医过程，我一方面鼓励她，一方面指导她坚持小儿推拿这种绿色的保健方法！下面分享一下她的学习心得，希望对大家能有启发。

学员妈妈分享

我的儿子牛牛过敏性鼻炎，最早的症状表现就是在 1 岁的时候，早上总会有一点清鼻涕流出来，吃了早饭就没事了，但是咳嗽一直都很严重。在接下来的三年中孩子咳嗽都未间断过，期间我们跑遍了成都的各大医院，还有名不见经传的各种诊所，还去查了过敏原，只要是听说对咳嗽有用的就会去看，每个周末在其他父母带着孩子在郊外游玩的时候，我和牛牛爸都奔波于各家医院诊所，去排队、去挂号，我们把医生当成牛牛的"救命稻草"，一次次的失望、无助，多少个夜晚牛牛咳嗽得无法入眠，但是孩子又那么坚强，每次治疗都很配合，多少西药和中药被灌进了孩子幼小的肠胃……

其实，从 2011 年开始我们尝试用中药调理过 3 个多月，半年可以整月整月地去上幼儿园了，咳嗽频率也减少了很多，比起以前牛牛的身体好了很多，但是仍然无法脱离药物，一旦停药，咳嗽很快就复发了，直到 2013 年 8 月，牛牛的三年病史里，吃中药时间也有一年半之久。

后来，我带孩子去诊所做推拿，每天往返 5 个小时，治疗费用几百块钱我觉得不是办法，就从网上找到缘缘老师的博客，用老师博客上的推拿方法给牛牛做推拿。现在想来自己的胆子真是大，每天晚上等孩子睡着了起来读老师的文章并做笔记，几天之后我就很有信心地自己给孩子做，开始的时候牛爸不太支持。但我认定了，我一定要试试，看看到底行不行。

自从跟着博客学习过推拿后，老师第一时间给了我鼓励和指导。知道吗？我第一次利用小儿推拿搞定了孩子的发烧，之后又有两次用推拿治愈孩子咳嗽的经验。

牛牛从出生就没有回过山西老家，因为身体原因不敢回，去年第一次回家亮相，这么几年的生病经历着实让我们两口子对这次回家之行胆战心惊，带上老师的书、带上艾灸工具回家了，没想到牛牛回去好得很，在山西一个月能吃能睡能玩，家乡的人都说牛牛长得壮，而且很聪明。

牛牛自从断药进行推拿之后，生病的频率从每个月一两次，到现在变成半年一次，牛牛不咳嗽的状况可以维持这么久，对我而言，就是奇迹而且我相信奇迹还会再现……

下面我们分析一下牛牛的问题。

牛牛虽然是过敏性咳嗽，但是问诊下来，最大的问题是过敏性鼻炎引发的过敏性咳嗽，表现为早上和中午睡醒之后咳嗽明显，躺下时咳嗽明显，可以理解为鼻涕倒流刺激喉咙引起的咳嗽，其实喉咙并不红，所以不是热证。那么针对过敏性咳嗽的调理思路，主要是以调理体质，改善和增强免疫力为主，从而保证孩子气血充足，经络畅通。我推荐的推拿手法是：补脾经 300 次、补肺经 300 次、补肾经 300 次，按揉膻中穴、足三里穴各 2 分钟，外加捏脊 5~10 遍。

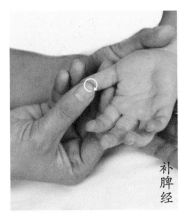

补脾经

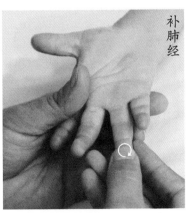

补肺经

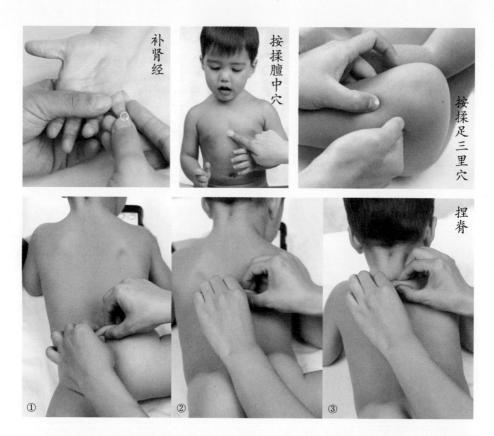

补肾经

按揉膻中穴

按揉足三里穴

捏脊

① ② ③

上面这套组合手法非常有效，孩子病久了，一时气血调动不起来，如果把按揉膻中穴、足三里穴改为艾灸各穴位 15 分钟，效果会更好。过敏性咳嗽一般还会伴有眼睛痒、鼻子痒等症状，建议艾灸印堂穴 10~15 分钟，艾灸鼻梁两侧的迎香穴 10~15 分钟。如果孩子嗓子痒，会发出吭吭的声音，可以先吮痧天突穴和扁桃体外方，出痧后再配合艾灸 15~20 分钟。 一般过敏性咳嗽主要是慢性变异性咳嗽，不是咳嗽发展的急性期。

中医治疗咳嗽有个口诀："初咳在肺，中期在脾，久咳在肾。"咳嗽最初多由外感引发。肺为娇脏，娇气、脆弱、敏感，外界一刺激就容易咳嗽，这时其实病得不深，病在表，舌苔薄白，但是脏腑未受伤。在咳嗽发展的初期，建议使用的手法就是分推肩胛骨，

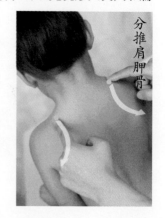

分推肩胛骨

有加重趋势的时候每次分推 500 次，症状减轻后改为每次分推 300 次。如果疾病由浅入深，由表证变为里证，内热起来了，舌苔薄白变为白厚甚至黄厚，舌尖红，咳嗽痰多，此时为"中期在脾"，去医院检查往往被确诊为支气管炎。如果是支气管炎咳嗽并伴有痰，则用到的推拿手法是按揉或者刮拨掌小横纹 5 分钟，运内八卦 500 次，按揉天突、膻中、中脘、丰隆穴各 3~5 分钟。

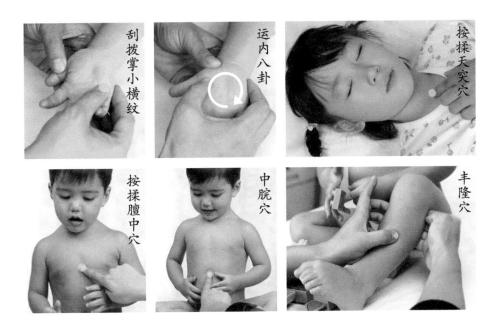

总之，健脾化痰是这个阶段的主要调理思路，同时一定要做好忌口，详细的内容，大家可以翻阅我的上一本书——《小儿推拿专家教 捏捏按按百病消》（彩图版）。而"久咳在肾"则可以参照过敏性咳嗽的调理手法。

冬天雾霾严重，很多孩子频发过敏性咳嗽，也主要是肾气不足造成的。此时建议熬一大壶艾草水给家人泡脚，全家人都能受益，很多同学反馈家人坚持下来后，感冒、咳嗽的频率明显减少，即便感冒了恢复得速度也特别快！我另外一个体会是，老人和孩子如果能坚持艾灸足底的涌泉穴会有意想不到的收获。涌泉穴是肾经大穴，对孩子来讲是能帮助长身体、窜个子的大穴。而老人长寿养生也是从足底开始。足底血液循环是末端循环，离心脏远，上了年纪后正气不足、气血虚，因湿、寒等外邪易从此处入侵身体。往往就是从足底血液循环养分差开始，然后出现头重脚轻、肾虚尿频、睡眠浅、腿脚肿的症状，进而引发高血压、心脏病。我公公就是坚持艾灸足底涌泉穴，长期困扰他的耳鸣消失了，高血压和头晕现象也明显得到改善。而我妈妈坚持了半年后，头发开始变黑，脚底湿疹没了，走路也稳了。以前有一年多的时间里，妈妈是无法在小区里散步的，因为脚软，迈不开步，而且也容易头晕，怕路上摔倒让儿女操心，所以好久都不敢下楼散步。现在这些问题都不见了，每天坚持还能早晚锻炼各40分钟。

过敏性晨咳

关于过敏性咳嗽，很多医生都建议测试过敏原，让孩子尽量减少接触它们以改善过敏现象，但是最终往往发现能不能找到过敏原都几乎无法改善过敏现象。其实，过敏性咳嗽的诱因很多，其中一种就是鼻炎、鼻塞引发的，针对这种过敏性咳嗽最明显的症状就是晨间起床后咳嗽得厉害，但一天大部分时候都不咳嗽，推拿的手法一定要从鼻子入手，这样才容易根除。今天分享的案例大家参考一下。

学员妈妈分享

我是缘缘老师第205期小儿推拿浦东班的学员文霞，孩子4岁半以前的身体状态是抵抗力差，隔三差五地感冒发烧还三次伴发中耳炎，咳了大半年一直没彻底痊愈过，我们面对孩子的身体状况很是头疼。

很庆幸自己能跟缘缘老师系统学习，能在孩子身上学以致用让我这个做妈妈的越来越自信！看到孩子这一年来各方面的成长越来越好，太感恩了！学习后孩子几次生病我都做了记录，也希望能分享给更多的同学们！在这条育儿路上大家能彼此帮助和激励！

过敏性咳嗽是继扁桃体发炎后开始的，咳嗽了一个月还没彻底好，孩子时不时还会伴有些鼻塞，缘缘老师说过经常鼻塞的孩子很容易引发鼻后滴漏，最容易诱发过敏性晨咳。于是用了治疗鼻炎的手法，情况有些改善，但是孩子早晨起来或者晚上入睡前还会咳几下。

要彻底改善过敏体质，老师建议我给孩子艾灸，艾灸大椎穴、肺俞穴，至少坚持半年，让艾灸扶正体内的正气，体质变强了，过敏性体质就会消失。报着试试看的心态，我坚持每天晚上给孩子睡前艾灸大椎穴和肺俞穴，再配合随身灸灸足三里，坚持了2个月（11~12月），12月底我看孩子状态挺好，就想休息两天，结果班里正好病毒性感冒的孩子很多，我家孩子也不幸中招了。经过那次病毒性感冒高烧7天后，孩子体内的邪气都排出去了，随后我们又坚持艾灸一个月使孩子恢复了以往的体质，再也没有咳嗽、鼻塞的症状，有点感冒预兆，针对性地做一下推拿立即就缓解了。

针对过敏性晨咳，我们知道咳嗽的诱因是由鼻后滴漏产生刺激而造成的，所以，推拿的手法和思路就明朗了：头面部的推拿手法有开天门、推坎宫、揉太阳、按揉耳后高骨；针对鼻塞，可以擦大椎穴或者温灸大椎穴（温灸效果更持久）；因咽喉不利引发的咳嗽，可以使用清咽利喉的推拿手法以便扶正祛邪，比如按揉天突穴、扁桃体外方，再配合按揉廉泉穴，效果更佳。文霞在学习和使用推拿之后，宝宝体质得到了很大改善，免疫力也增强了，大家可以参考我给文霞的推拿手法，艾灸肺俞、足三里和大椎穴，都是非常有效且方便的配穴，适用于很多过敏问题严重的宝宝。

变异性哮喘

哮喘是小儿常见的一种呼吸道疾病。哮是以呼吸急促、喉间有哮鸣为特征；喘是以呼吸困难，严重者呼吸时张口抬肩、鼻翼翕动为特征。因为两者大多同时发生，所以一般合称哮喘。这个疾病一年四季都可能发作，其中尤以冬天和春天这两个气候急剧变化的季节为甚。中医学认为外感风寒、邪气犯肺或痰湿停聚导致肺失清肃、气不得舒而出现哮喘，久病之后或体质素虚、肾气不足、气不归纳、诸气上浮也可能致喘。

我常年讲课，接触到很多有哮喘问题的孩子，尤其江浙沪地区过敏体质的孩子特别多，很多过敏性鼻炎、过敏性咳嗽的宝宝发展严重就成了哮喘。在我看来，哮喘有体质上的遗传，也跟我们这个时代的药物滥用、食品不安全、空气污染有关。

哮喘相对来说是一个临床上的难题，孩子一旦哮喘发作确实非常难受，气管痉挛可能导致窒息，这也让很多家长都谈"哮"色变。去医院治疗的话，西医大多采用抗过敏药。这些药在使用时，哮喘的症状确实会减轻，但是一旦停药便会复发，这也是很多家长发现孩子药物使用越多，哮喘发作越频繁的原因。我记得几年前我教过的一个学生小冯，她家宝宝6岁，服用这类抗过敏药物有3年之久，每天都需要大把吃药，孩子身体越来越差，个子矮，头发黄，已经上大班了中午睡觉还是会尿床，牙齿也都被蛀了，这些现象都跟肾气不足有关，长期服用药物有伤肾精。小冯自从学习小儿推拿之后，孩子体质越来越好，没多久也不尿床，胃口也好了，几年下来个子高了，抵抗力强了。

大部分妈妈经过系统学习，随着成功的案例越来越多，我欣慰地看到用小儿推拿治疗哮喘的良好效果。

我推荐大家使用下面的推拿手法：

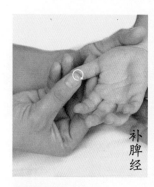
补脾经

补脾经 300~500 次。

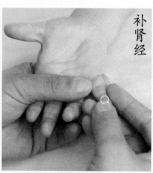
补肾经

补肾经 300~500 次。

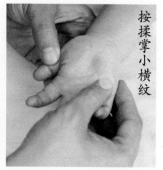
按揉掌小横纹

按揉掌小横纹 3~5 分钟。

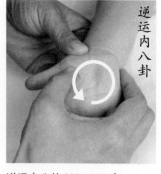
逆运内八卦

用大拇指或食指、中指指尖轻轻地在手掌内侧沿大、小鱼际及指关节末端逆时针方向画圈。

逆运内八卦 300~500 次。

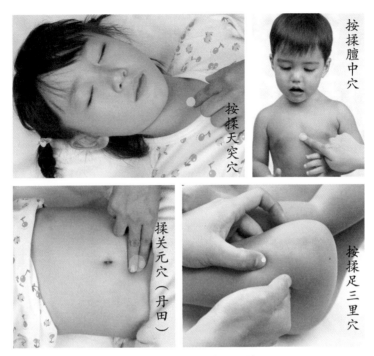

按揉天突穴、膻中穴、关元穴、足三里穴各 3 分钟。

　　如果孩子喘得厉害，用艾灸灸他的两侧足三里和肚脐下方关元穴各半小时。可以选择随身灸。使用随身灸时，小孩子皮肤娇嫩，控制好温度很重要。还有大椎穴及紧挨着大椎两侧的定喘穴用随身灸艾灸效果也非常好。每天坚持三次按摩和一次艾灸，一般 3~5 天哮喘会明显好转。

　　咳喘阶段另外特别好用的一个手法是推揉华佗夹脊穴，从大椎两侧的定喘开始沿着脊柱两侧推揉并进，手法力度适中，频率缓和，尤其在宝宝剧烈咳喘时，不如用这个手法来帮助宝宝平喘。我的案例回馈中有妈妈单推拿此穴 20 分钟后宝宝平喘！

　　如果宝宝咳得不明显，喘息明显，发出"咻咻"的声音，可以从天突穴到膻中穴吮痧。用嘴巴吸吮，连续吸不少于 20 秒。在这条线中，有的地方出痧明显，有的不明显。在出痧明显的地方周围继续吮痧。这个方法如果用得好，出痧透，效果立竿见影。喘息症状马上就能消失。

除了按摩手法外，我在指导学生过程中，会同时使用艾灸补益肾精，扶助正气，收敛元气。艾灸的效果相当好，对于没有任何按摩基础的妈妈，可以尝试用吮痧和艾灸这两个方法。

哮喘往往不是单独一个症状出现的，多数都伴随有其他症状和诱因，如感冒、发烧和咳嗽，所以处理时需要标本兼治！

其实过敏性咳嗽、咳嗽变异性哮喘没那么可怕，只是名字吓人而已。说到底，要治疗这类疾病还是要从体质抓起，体质改善了，免疫力增强了，那些曾经可能会影响到孩子的过敏原就不足为患了。

从中医辨证的角度来解释，过敏性咳嗽和咳嗽变异性哮喘主要是肺、脾、肾三个脏腑功能失调引发的问题。

肺主呼吸，肺不耐寒热，易受外邪侵袭，遇冷遇热就会有鼻痒、打喷嚏、流清涕、揉眼睛、揉鼻子等表现。脾主运化，营养失调亦损伤脾胃，进而运化水湿聚合成痰，出现咳嗽、痰多、呼吸不畅等症状。肾主纳气，肾阳不足，纳气功能不良，水分蒸化亦失调，常以阵咳开始，继而出现喘息、呼吸困难等症状。

父母除了要改善孩子体质，调养孩子的脾、肺、肾三脏之外，平时还要让孩子多加运动，再配合健康饮食及推拿来增强其免疫力，让孩子能吃、能睡、能拉，相信孩子的身体有自我调节、恢复的能力。很多时候，孩子不舒服，该睡觉时不能好好睡，该吃饭时不愿好好吃，该便便了却怎么也拉不出来，真去医院还都检查不出什么问题。此时，中医就特别擅长给孩子调理，这些现象跟孩子的发育规律有很大的关系，摸清规律就不难调理。

湿疹

很多孩子都会出湿疹，有的孩子随着年龄的增长症状能明显改善，有的孩子则会反复发作，难以痊愈。这其中有遗传因素的影响，往往家族中有皮肤病过敏史的，孩子更容易"中标"。

很多读者是通过我的两本书认识我的，在书的帮助下她们不断地实践、不断地经历和见证小儿推拿的奇妙，妈妈温柔的双手似乎有着无穷的魔力。下面这篇案例是我杭州班的学员在还没有跟我系统学习时的实践心得，分享给孩子有湿疹困扰的妈妈们，希望能帮到大家。

学员妈妈分享

我在写下这些文字时，给小宝坚持每天推拿已经 2 个半月了，他的严重泛发性湿疹已经很好地被控制住了，我还会继续推下去，一是不让湿疹复发，二是提升他自身的免疫力，增强抵抗力。

宝宝湿疹的漫长求医路：从西医到中医

2015 年底，小宝降临，全家喜悦。从医院回家 10 天左右，孩子的头发根部、两边眉毛结出黄色的痂，脸部出现小红点，之后出现小片鳞状皮屑，蔓延到了全脸。医生判断是湿疹。让我在家用炉甘石涂抹小宝脸部，刚开始涂 1~2 次孩子脸部就光滑了，停药后没几天又发出皮屑，之后两边脸颊和耳附近皮肤越来越红，还流黄水。但当时没太在意，慢慢地孩子的肩膀、胸部、臀部以及双腿都变得很粗糙。这时我们才意识到问题的严重性，之后就开始了漫长的询医治疗和护理之路。

按照西医的解释，湿疹是因为皮肤太干燥、破损了，需要每天进行保湿护理。医生没让我因母乳忌口，只是让我给孩子脸颊消炎和湿敷。对孩子胸口、手背、手肘弯、脚背、大腿弯等湿疹严重的地方都做湿敷护理，而在身体其他部位涂抹护肤乳液，特别红的地方，让用上激素药膏可的松。按照激素药膏的说明应该用 5~7 天，停 5 天，再继续用 5~7 天，但实际上停激素药膏不到 3 天，所有原先有顽固湿疹的皮肤继续出疹，坚持护理了 4 个多月，就这样反反复复。最后孩子因为抓破皮出血，导致了感染。孩子因为又疼又痒每天睡觉不超过 5 个小时，晚上陪他都不能睡觉，那段痛心和疲惫的日子真让我抓狂。

之后我们辗转去看了中医，说问题出在孩子自身，需要由内而外的调理，并叮嘱我和孩子忌口特别容易发的食物。大夫给做了消炎处理，连续吃了 5 个星期的中药（每周都随诊并换新药方），每天我都揪心地把中药灌进孩子的嘴巴，同时在他皮肤特别红的地方用上激素药膏，但是一停激素药膏湿疹照样发出来。医生无奈地让我们转其他医院看看。回想孩子从 6 个半月龄开始连续吃 1 个多月的中药，还不断给他加量，身体、精神痛苦也不能说，真的是太可怜、太遭罪了。

见证小儿推拿的神奇功效：从好转到稳定

看着孩子难受、发育迟缓，绝望之余，一位朋友向我推荐了缘缘老师的书。我按照书中针对湿疹的推拿方法开始给小宝推拿。前10天，我在早上小宝醒着时给他捏脊，晚上睡着时给他推拿其中的6~7个穴位。奇迹出现了，小宝双耳附近、眼角下、脸颊上的湿疹开始消退并好转，被孩子蹭破或者出水的地方，我会用上莫匹罗星，等皮肤不破、不出水后换成激素药膏少量辅助。坚持推到20天左右，孩子顽固处皮肤已不泛红，但遇到很大的阳光或穿戴太厚捂着了，顽固处还是会泛红。等晚上洗完澡，只给孩子涂普通护肤乳液（不含激素、色素、矿油），晚上继续推拿，第二天红块就会消失。这种情况下，全家欣喜，我信心大增，更加坚定地给孩子做推拿，白天捏脊10遍，晚上按照全套的湿疹手法推拿，一直坚持推到第30来天，顽固出疹的耳垂后、眼角下、嘴角上遇热不会发出来，但脑后还会有零星几个小红点，手肘弯会发红发痒，但浴后涂上护肤乳液，又会自行消退。后来，我又加上推揉膀胱经和拿膈俞穴，一直推到50天左右，情况越来越好。

另外母乳忌口很重要，像海鲜、辣椒等易发的食物都不要吃。坚持推拿2个月时，孩子全身皮肤光嫩，觉得没有任何问题了，我吃起了海鲜、辣椒等易发食物，母乳后孩子皮肤又发出轻微的湿疹，给他涂上护肤乳液，推拿1~3天，才恢复了。

尽管现在湿疹不再是困扰我们全家的难题了，但我仍会挑选几个穴位给孩子推拿作为巩固和保健，每周推1~3次，捏脊是每天都坚持的。

这位妈妈就这样一路走来，深感小儿推拿的神奇效果！针对湿疹，这里给大家提供一个比较通用的方案：

（1）清肺经300次，清大肠经300次，补脾经300次。

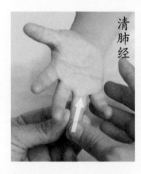
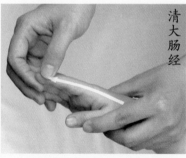
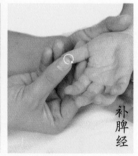

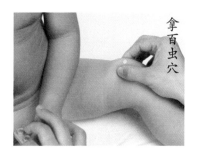

拿百虫穴

（2）宝宝仰卧，妈妈以拇指和食指、中指对称拿百虫穴50次。

（3）按揉合谷、曲池、足三里、阴陵泉、三阴交穴各1分钟。

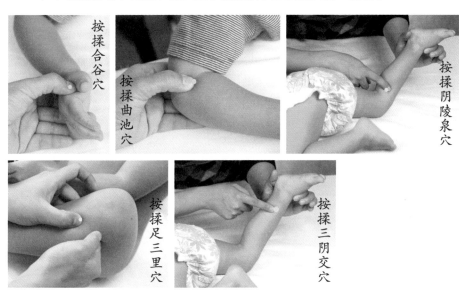

按揉合谷穴

按揉曲池穴

按揉阴陵泉穴

按揉足三里穴

按揉三阴交穴

（4）宝宝俯卧，家长以小鱼际揉法沿脊柱两侧从肺俞开始向下来回推膀胱经，然后以拇指、食指和中指捏拿膈俞穴（两间肩胛骨下缘连线上，胸椎第七节）处的肌肉10~20次。

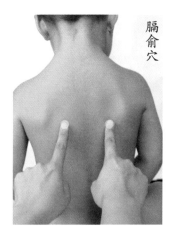

膈俞穴

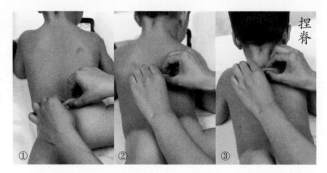

捏脊

① ② ③

（5）每天坚持给宝宝捏脊 5~10 遍，在每次提捏到大椎穴要重点刺激几次。

除了推拿以外，宝宝和正在母乳喂养中的妈妈还需要忌口，容易引发过敏的食物尽量不吃。另外，还可以用艾草煮水 15 分钟，晾至微热给宝宝淋浴用，对于局部湿疹部位也可以泡澡，效果也很好，不过不是一次见效，需要连续 5~7 天。

荨麻疹

荨麻疹俗称"风疹块""风疙瘩""风包"等。基本症状为全身起红色或苍白色风团，发生、消退都较快，起疹时伴随瘙痒，消退后无任何痕迹。它既可能是一种独立的疾病，又可能是伴随其他疾病同时发作的症状。根据病程，荨麻疹一般分为急性和慢性两类。急性荨麻疹起病急，剧痒，随后出现大小不等、形态各异的鲜红色风团。慢性荨麻疹风团则时多时少，此起彼伏，反复发生，病程持续超过 4 周。

而风疹是一种由风疹病毒引起的，通过空气传播的急性传染病，以春季发病为主。春夏之交，风疹病毒也在蠢蠢欲动，它会伴随人的咳嗽和喷嚏而飘浮在空气中。抵抗力较弱的人吸入风疹病毒后，经过 2~3 周的潜伏期，便开始出现症状。先是全身不适，继而开始发热，耳后及枕部淋巴结肿大，并有淡红色细点状丘疹出现。它在短期内扩展到全身，奇痒难耐或微痒，多在 2~3 天内消退，不留痕迹。由于风疹的症状和体征与感冒及荨麻疹相似，因而不太能引起人们的重视。这两种疹子临床表现比较像，很容易误判。当时雨欣起疹子时也是短期内扩展至全身，虽然没有发烧的症状，但因为有过接触史，我误认为是风疹。

后面几天我发现不对，因为风疹应该在 2~3 天内消退，而且不会反复发作。荨麻疹的风疹团才会反复发作，反复发作的疹子的颜色有时是苍白色的，如果抓挠之后还会变成红色，后面几天伴有明显的眼睛痒等过敏反应，雨欣就是这种典型症状。荨麻疹是典型的过敏性疾病，假如家庭成员有过敏史，那么孩子发病的概率就会非常大，而雨欣爸爸的家族中，几乎所有直系亲属都有湿疹史和荨麻疹史。综合所有的因素，我断定雨欣患的是荨麻疹。

考虑到是荨麻疹，我马上调整了推拿手法。从中医辨证的角度看，"风疹团"是有"风"在体内作祟，运用祛风的办法就能起到奇效。荨麻疹发作时，疹子来得快，去得也快，此起彼伏不留痕迹，像风一样四处窜动，没有规律。这里的"风"不是指自然界的风，而是指人体内因阴阳不合、气血运行逆乱而引起的诸证。当宝宝的机体处于一种敏感状态时，许多因素可以诱发"风"。

南宋医学家陈自明曾指出"治风先治血，血行风自灭"。所以我特别加上了可以祛风、活血的穴位来推拿，即：

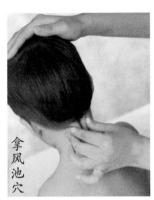

拿风池穴1分钟。用大拇指指腹按揉位于头额后面大筋的两旁与耳垂平行处的风池穴。

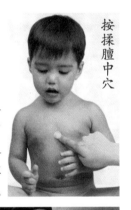

按揉膻中穴2分钟。用大拇指或食指按揉两乳头连线的中点，即膻中穴。风池和膻中都是气之汇穴，按摩这两处可以调理经气，使体内乱窜的"风"条畅。

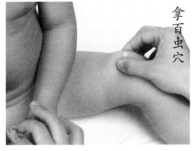

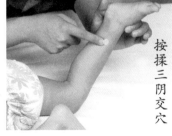

拿百虫穴1分钟。百虫穴是著名的止痒穴，以拇指指腹与食指、中指指腹相对用力，拿捏膝上内侧肌肉丰厚处。

按揉三阴交穴2分钟。用拇指或食指指端按揉内足踝上三寸的三阴交，可以活血化瘀、调血息风。

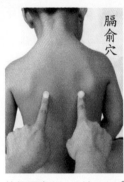
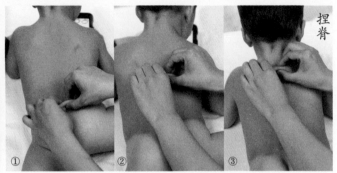

按揉膈俞穴1分钟。

捏脊5遍，三捏一提5遍。

血汇膈俞，此穴位于肩胛骨最下角与膀胱经的交叉点。

改善过敏体质坚持捏脊是必须的。

找准病因之后再推拿，同时忌口海鲜等发物，雨欣的荨麻疹很快就消退了。我的学员中也有很多妈妈刚开始都用相应的手法击退了孩子的荨麻疹，非常棒。

学员妈妈分享

我从刚刚接触小儿推拿到现在，已有2年半的时间了，通过不断的学习摸索，以及向缘缘老师请教，我对自己孩子的发烧、咳嗽、感冒流涕、积食等一些常见的小病，基本上都能准确地判断出病因以及采取应对的推拿手法，所以孩子的抵抗力在一步步地增强，免疫力也在逐步提高，但有一次荨麻疹的突然出现，让我措手不及，不过很幸运，我在老师的指导和鼓励下，利用小儿推拿轻松击退了小儿荨麻疹。

一天晚上，我和孩子像往常一样，讲完故事准备入睡，这时孩子就叫："妈妈，我腿上好痒，好痒。"我掀开被子一看，孩子腿上像是蚊子咬过一样，被她挠过了，红红的，一大块一大块的包，我的第一反应是，蚊子怎么把孩子咬成这样啊，不一会，额头上也有了，手臂上也出现了，越看越不对劲，难道是晚上吃了河虾、芒果导致过敏了？可是这两种食物我家一直吃，从来没有出现过敏现象，这下让我陷入了困惑，这可怎么办？这一夜，孩子没睡好，一直叫痒，我也没睡好，不能让孩子挠，我就一直不停地帮她轻抚痒处。

第二天早上起床，我发现她后背与肚子上出现了新的风疹块，对照老师书中对于荨麻疹的描述——"荨麻疹是一种过敏性皮肤病，通常是过敏所致，而且来得快走得也快，并且在不同的地方反复出现"，发现与孩子的症状非常相似。于是我就按照荨麻疹的手法一一来推。

另外，孩子还也有点咳嗽，于是在手法上还加上了揉掌小横纹、运内八卦。

经过一下午的推拿，疹块消掉了很多。晚上我担心还会起新的，所以睡得不是很踏实，隔一会儿就开灯看看，小家伙睡得很香，脸上、腿上都没有新疹块出现。在饮食上，那几天开始让孩子吃清淡的食物，高致敏物如奶蛋鱼虾统统禁食。就这样，突发的荨麻疹，我用2天半的时间就轻松应付过去了，小儿推拿真的很给力。

预防小儿荨麻疹，要积极寻找过敏原，并远离之，还要让宝宝少接触宠物。食物中的鱼虾蛋、奶制品和一些少见食品等都是常见的诱因，必要时可先停食。

对于急性荨麻疹，妈妈们千万不要大意。我一个好朋友的儿子麦兜就曾因为被毒蚊子咬了，从而引发了急性荨麻疹。为此他吊了一周多的盐水，吃了好几种抗过敏的药物，结果还是控制不住，只能住院治疗，几乎所有能用的药全部都用上了，但出院以后麦兜还是时常发作。

很多宝宝都出现过荨麻疹的困扰，急性荨麻疹如果处理及时得当，见效会非常快，就怕反复用药导致孩子免疫力低下，变成慢性荨麻疹就很麻烦，大人孩子都痛苦不说，治疗起来周期就要长很多。所以，妈妈们还是要注意观察孩子的情况，及时干预。

过敏性结膜炎

春天是过敏性疾病的高发季节，除了湿疹、过敏性鼻炎、荨麻疹外，向我询问小儿推拿能不能治疗过敏性结膜炎的妈妈也很多。

儿童贪玩的天性难免会使他们接触到自然界中各种各样的物质（如灰尘、泥土、动物皮毛、花粉、酒精、化纤织物等），这些物质如果与眼睛接触，就容易导致过敏而引发结膜炎，成为过敏性结膜炎。如果有家族过敏史、其他过敏症状，或者本身就是过敏体质的孩子，就更容易患过敏性结膜炎了！患了过敏性结膜炎，一般会出现眼皮浮肿、眼结膜充血发红、流眼泪的症状，孩子常因眼睛痒而揉眼睛，眼睛就会出现透明黏稠的分泌物。

　　小儿各组织器官尚未发育成熟，结膜的黏膜的通透性极强，也就自然成为过敏性结膜炎的多发人群，而患过敏性结膜炎的成年人多在儿童时期有过敏史。由于其症状如流眼泪、灼热感、有分泌物等和其他眼表疾病相似，很容易被误诊。因此这里要特别提醒大家，当您的孩子某个时段经常揉眼睛，或者出现频繁眨眼的现象，都有可能是患上了过敏性结膜炎。

　　从中医的解释来说，春季万物复苏，肝火旺盛（肝开窍于目），容易导致眼部问题，同时又因春季气温变化多端，肺部特别容易受到外界环境的影响。一旦人体感受外邪，或邪气由内而生，身体都会企图将之排出，过敏性结膜炎的患病原因就是如此。

　　针对过敏性结膜炎，给大家提供一套安全的手法：

　　这里要特别提醒各位妈妈，要弄清楚过敏性结膜炎与急性结膜炎的区别。过敏性结膜炎最主要的症状是眼睛痒，眼屎往往不多，而且过敏性结膜炎有时也会伴随鼻子痒。如果眼屎多，有时候甚至多到睫毛全部被眼屎覆盖，那就是急性结膜炎，要加上清天河水 300 次，推涌泉穴 300 次。各位妈妈要仔细分辨，采用对症的按摩手法进行按摩。

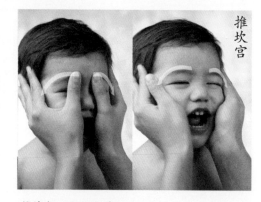

推坎宫 150~250 次。

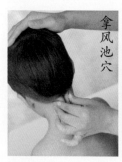

拿风池穴 50~100 次。

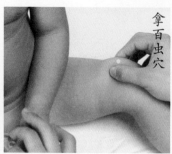

拿百虫穴 50 次。

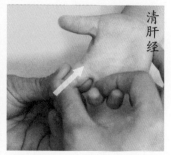

清肝经 300 次。

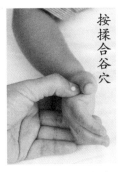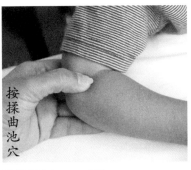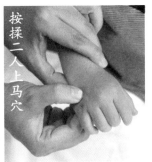

按揉合谷穴 1~2 分钟。　按揉曲池穴 1~2 分钟。　按揉二人上马穴 1~2 分钟。

尝试用调理过敏的手法缓解小儿抽动症

四年前，我身边的一个男孩在小升初的那年得了抽动秽语症。刚开始学校老师和家长都不明白，为什么好好的孩子上课时会不断做出某些动作或者发出各种奇奇怪怪的声响，孩子也很苦恼，越是压抑自己，越发不能控制。后来去了医院才被诊断为抽动秽语症，要吃药控制神经系统，但是不知道什么时候可以治愈，当时医生说保守估计要吃药到 20 岁。后来，我给了他一套推拿方案，几周后，孩子的症状大大改善了。

严格意义上讲，抽动症好像和小儿推拿关系不大，但在传播小儿推拿的八年时间里，我陆陆续续帮助调理过很多这种类型的孩子，而且很多被确诊为抽动症的孩子都有过敏问题。每个孩子表现的症状不太一样，用到的手法也不同，然而很多孩子都能得到非常明显的改善，真的非常奇妙。

学员妈妈分享

症状初显

2016 年 11 月份的时候，悠宝总是时不时地翻白眼，因为孩子之前患过过敏性鼻炎，于是我们开始带他去看五官科，跑遍了当地的各个医院，看了很多专家，一直持续到 2017 年年初，症状仍然在继续。其实我一直在怀疑，孩子会不会是抽动症，但是所有的眼科专家都说，应该不是。于是我们继续辗转各个医院，家里的眼药水开了一打又一打，我们内心的焦急，也越来越深。

　　2017年第一周我就出差去了澳洲，只剩下悠爸和悠宝俩人在家。我跟他们视频的时候，悠宝翻眼的频率很吓人，同时伴有脖子和嘴巴抽动。在遥远的异国他乡，我急得难以入眠。

抽动症确诊

　　两周后我回国，直接带孩子去看了神经科，医生说是抽动症。虽然我内心一直怀疑，但是当从医生口里说出来，我还是哭了。她建议我去看中医儿科，开了一堆中药和磁贴。

　　吃药两周后症状有改善，然后我们又去开了两周的药，但是这次效果没有那么明显，即使一直吃药，孩子眼睛还是在翻。我内心很崩溃，甚至想睡下去就永远不要睁开眼睛了。悠爸安慰我，说大不了我们养他一辈子，我的眼泪汹涌而出，我只希望悠宝能健康快乐地长大。

受益小儿推拿

　　对于小儿推拿，其实同事一直都在给我推荐，我心里将信将疑，一直没认真去了解。但当我看到孩子的病情一直不能有效控制，我觉得为了孩子，还是要去试一试。

　　第一次上缘缘老师的课时，她问大家为什么会来学习小儿推拿，我哽咽地说是为了孩子的抽动症。缘缘老师鼓励我，说这病只要找对思路，能坚持，就会有效，她有不少学员的孩子都推拿好了，这给了我很大的信心。我回家后每天都给孩子捏脊和做华佗夹脊，尤其是华佗夹脊，每天做20分钟。

　　只有几天，真的，悠宝就那样神奇地没有任何症状了，我心里的阳光又回来了。后来我要负责公司的一个大项目，需要一直出差。等我回来的时候，悠宝眨眼的症状又复发了，原来爸爸在家并没有坚持给孩子推拿。孩子抽动继续，我赶快重新坚持给孩子推华佗夹脊，每天坚持20分钟，头天晚上做一次，次日一早再做一次。谁知才做了几次，孩子就改善很多，我真的觉得天都开了！

　　我想可能很多妈妈们在给孩子调理的过程中，都会忍受内心的煎熬、家人的质疑以及自我怀疑，不过守得云开见月明，在这过程中不要给孩子和自己太大压力。我还在坚持给孩子推拿，我相信孩子一定会好起来，这一切的努力都会见证奇迹！

　　在上面的案例中，悠宝妈妈用的手法很简单，除了捏脊，更多地配合使用了华佗夹脊的手法。华佗夹脊对神经发育的完善有非常积极有效的治疗和调理效果，很多疑难杂症，我都会推荐使用这个手法，包括容易高热惊厥的孩子。在类似的案例中，我会发现一些抽动症或多或少与过敏问题有关，比如眨眼睛、抽鼻子、撅嘴、摇头、耸肩、缩颈、甩臂……像眨眼睛、抽鼻子、噘嘴这些症状就和过敏性鼻炎、过敏性结膜炎有相似的地方。所以有这类症状的孩子，我都会建议先用上过敏性鼻炎的推拿手法，如果主要症状是缩颈、耸肩、甩臂，我会建议加上拿肩井穴、拿风池穴两个手法，还有就是配合息风的手法，如按揉百会穴、太冲穴。

　　同时，改善睡眠也能减缓抽动症的发作。哪些手法能改善睡眠呢？比如捏脊5~10遍，配合温热肾俞穴3~5次，能有效促进睡眠。如果孩子手脚心燥热、入睡难，则建议用推涌泉穴、推内劳宫穴各300次来改善。这些手法配合起来都能改善睡眠的质量，对孩子的身高增长、身体发育都有很好的作用。

　　此外，一定要关注孩子的心理需要。如果父母太忙碌，过度忽视孩子，孩子就会通过身体行为来表达内在的需要，就好像对父母说"快看看我吧"；如果过度关注孩子，也会给他带来无形的压力，导致其症状加剧。尤其当孩子发病时，越焦虑的家长，越是盯着孩子的问题看，越是注意孩子又抽动了几下，这样反倒会让事情更糟糕。家长吃不好睡不好，孩子都是有感觉的，他们也会觉得自己有问题，让家人跟着紧张焦虑，进而会产生自责、自卑等心理，这都对抽动症的反复起到推波助澜的作用！

　　其实，我把抽动症问题放入这本书里，只是想为抽动症患儿的家长多提供一些启发和帮助，让他们多一些选择和调理的思路。上文中所给出的推拿方案，都是从我的临床经验出发，被验证是有效的，希望这篇文章能帮助到有需要的家庭。

　　小儿推拿是我见过最绿色安全的外治方法，当我们坚持使用的时候，家长一定要放松心情，并从内心相信我们的努力一定对孩子有助益，如此才更容易收效。

四　推拿配合艾灸，双管齐下改善过敏问题

第一次给雨欣艾灸是在她两岁半那年。雨欣大小便一直不会喊人，脱离纸尿裤训练了两个月还是毫无进展，马上就要送她上托班了，我心想如果还是不成，那么艾灸一下，补补肾的能量，也许会有效果。于是我马上着手给她艾灸了关元穴和神阙穴，一共用了两天，每次都是她晚上睡着了我用随身灸给她艾灸一个小时。真的没想到第三天一早自己主动跟我讲要大便，从那以后她突然就开窍了。真的很神奇！

肾五行属水，与膀胱相表里，主二阴，也就是能管理大小便。宝宝的生理特点之一就是肾常虚，肾气不足时，大小便是无自主意识的，随着肾气的充盈，才开始有意识管理大小便。

成人在极度惊吓时有时会尿裤子，为什么呢？因为大恐伤肾。上了年纪的人，如果肾气不足也会出现尿频、尿急甚至大小便失禁的症状。而我自己艾灸了这么多年的体会是，艾灸对养肾效果非常好，让人精力足，容颜不老。

给孩子艾灸到底安不安全？孩子多大才可以开始艾灸？艾灸真的可以改善体质吗？

给孩子艾灸非常安全，但家长要熟悉艾灸的操作，明白艾灸的原理，最好有第一手给自己艾灸的经验，因为小朋友艾灸和成人艾灸的道理是相通的。需要注意的是，成人常见问题和孩子不一样，所以艾灸具体穴位解决的问题也会不同。

比如我经常给自己艾灸任脉上的膻中穴，因为常年讲课，而且每次讲课都特别投入，往往一天一讲就是八九个小时，所以特别容易伤了气血，久之气短，心肺气虚，而气汇膻中，所以艾灸此穴的目的是补气。而我也经常建议妈妈们艾灸此穴，特别是用力按揉此穴会感到明显疼痛的女性需要经常艾灸此穴，因为不通则痛，如果有气滞而不加理睬，久之则会血瘀。很多患有小叶增生、乳腺增生的女性按揉此穴都会明显刺痛。

但给孩子艾灸膻中穴的目的通常是治疗咳喘，气虚、气短的孩子也特别适合艾灸此穴。

每年三伏天、三九天，很多妈妈都会用艾灸改善孩子的体质，收效都非常不错。一般的孩子用小儿推拿保健就足够了，但在宝宝生病体虚时配合艾灸就特别给力，可以在孩子入睡后操作，如果艾灸时间到位，效果将是非常明显的。我有个学员的二宝在 2 个月大时就得了肠炎，不知道能不能艾灸，既紧张又纠结，在我的鼓励和指导下，艾灸 5 天就痊愈了，她大呼神奇。

推荐给孩子艾灸的保健大穴：

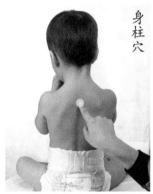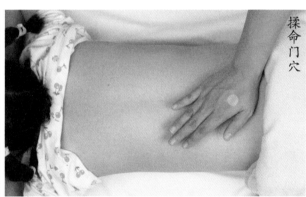

日常保健，可以给孩子灸身柱穴（帮助完善呼吸系统和消化系统）和命门穴（养肾保养大穴，改善睡眠，促进身高发育）。

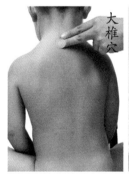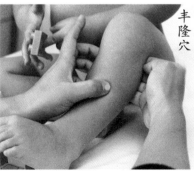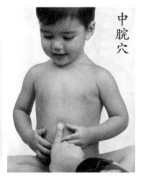

大椎穴是诸阳之汇，能定喘止咳，推拿和艾灸此穴对于改善免疫力低下、易感和过敏效果好。艾灸化痰的大穴为丰隆穴和中脘穴。

怎么给宝宝做三伏灸?

冬主收藏,夏主升发。冬季我们的汗毛孔是闭塞的,可以把元气锁住;到了春夏,汗毛孔开始张开。用"冬病夏治"的方式,可以把疾病通过有利时节排出体外。所以一般寒证阳虚表现明显的人,我常建议他们在夏季进行艾灸,艾灸的时候会感觉更加寒冷,有一种透彻骨髓般的寒凉感,这表明体内寒气极重,也是寒气往外排的表现。

过敏性鼻炎和哮喘都属于冬病夏治的例证。这样的疾病会反复发作,所以需要治疗几个疗程,疾病才有可能缓解和痊愈。

其实,三伏灸是一个系统疗法。一般来说,坚持在初伏、中伏、末伏这三天行灸,是最基础的;若要加强效果,可在三伏天持续做艾灸调理。就拿哮喘病来说,中医认为哮喘发病主要与肺、脾、肾相关,初伏所选穴位重在从肺论治,中伏所选穴位重在从脾论治,末伏所选穴位重在从肾论治,只有肺、脾、肾三脏同调,才能共收止哮平喘之效。

由此来看,如果只是灸疗一次或两次,缺乏系统性,疗效都会大打折扣。另外,调理期间不忌口也会影响治疗效果。需要注意的是,三伏灸重在预防复发,当疾病复发严重时,艾灸虽能起到一定的缓解作用,但是若想及时治疗,还要配合更多的推拿手法。

那些一到秋冬时节疾病就容易反复发作的朋友们,如果夏天能够进行积极的艾灸治疗,就能够降低疾病在冬天发作的频率,减轻发作时的症状,且调理效果很好。所以,万不可认为三伏灸与自己无关,或对自己影响不大,而错过了时机。

针对鼻炎、咳喘的孩子,主要艾灸的穴位有大椎穴和定喘穴,这两个穴位一个艾灸贴就够了;肺俞穴、风门穴两个穴位也是用一个艾灸贴;经常过敏的孩子再加上身柱穴、命门穴。可以选取一个或者几个穴位同时艾灸,在下面的时间里选择连续5~7天为一个疗程。

初伏灸:10天里选择5天艾灸,其他时间休息。

中伏灸:20天里选择5天艾灸,其他时间休息。

末伏灸:10天里选择5天艾灸,其他时间休息。

　　那么，三伏贴就一定要在三伏天贴敷吗？其他时间贴敷没有效果吗？也不是的，其实，三伏灸的意思是，在适当的时候（如三伏日），给予适当的药物贴敷（或艾灸），可以达到治疗的叠加效果，这是中医数千年来独特的智慧。当然，如果不在三伏天治疗的话，依照上面的叙述，夏季仍是阳气最旺的季节，当然也可以达到疗效，这是毋庸置疑的。

　　还有，三伏天我给雨欣使用的是艾灸贴来灸，恒温在 55 度，对孩子来说非常安全。但艾灸的渗透效果却非常不错，如果你选择给孩子艾灸，我的建议是晚上宝宝睡觉后给她贴上艾灸贴，第二天一早就拿下来，最好不要超过 8 个小时。渗艾灸贴上滴上艾草精油，效果更好。

　　为了避免孩子上火，可以同时加上推拿手法：推涌泉穴，按揉内劳宫穴，按揉二人上马穴。

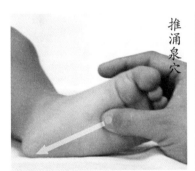
推涌泉穴

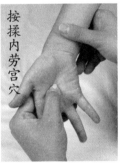
按揉内劳宫穴

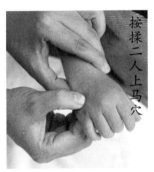
按揉二人上马穴

　　如果孩子在此期间流鼻血，可再加上清肺经、清天河水各 300 次。流鼻血严重的话还可以用几颗冰糖加水烧开，小火熬几分钟后，再滴入两滴香油，晾凉了喝。

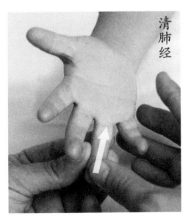
清肺经

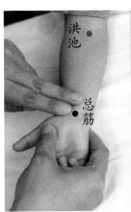
洪池
总筋

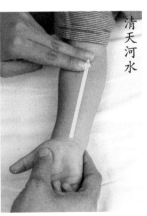
清天河水

如果孩子眼屎多，可以加上清肝经、清天河水各 300 次。

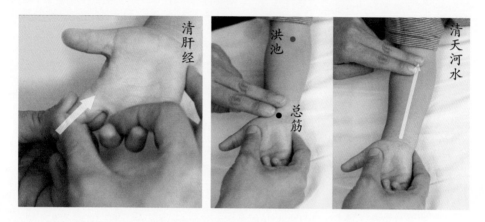

艾灸贴不单单用于三伏时贴敷，出门旅行时也很方便携带，水土不服、上吐下泻的时候都可以马上贴在中脘穴上，效果特别棒。

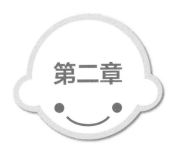

第二章　重建崩溃的呼吸系统
——过敏问题重灾区

一　养好肺才能减少孩子呼吸系统疾病

　　大家听到过的过敏问题，大多都和呼吸系统有关，比如过敏性鼻炎、过敏性咳嗽、过敏性哮喘、过敏性皮肤病，等等。所以过敏问题重灾区就是薄弱的呼吸系统，日常怎么调理就显得尤为重要了。

　　中医养生讲究的是"正气存内，邪不可干"，反过来讲，"邪之所凑，其气必虚"。小儿脏腑娇嫩，一方面，脏腑功能还没有发育完善；另一方面，孩子的身体还在一路高歌猛进地发育中。五脏发育特点就是"肺常不足""脾常不足""肾常虚""心常有余""肝常有余"，脏腑之间经常失和，这些不和谐的情况让外邪有了可乘之机。从五行辨证来看，这也是为什么孩子会经常生病的主要原因。不过好在孩子也被称之为"纯阳之体"，强大的生命内动力会帮助他们快速痊愈，并逐渐完善他们的免疫力。所以，帮助孩子脏腑和谐发展是个非常有意义的话题。

　　在五脏中，父母最应该关注的就是孩子的肺。肺为娇脏，在五行中属金，它既娇气，又稚嫩，还爱干净。肺就像个罩子一样，笼罩着五脏六腑，所以最容易受到外界的刺激。特别是孩子，外界气温的变化、空气质量的好坏、流感等疾病的高发，都特别容易导致孩子呼吸系统发生疾病。

而且，正因为孩子的肺部娇嫩，功能发育还不充分，所以在成长、成熟的过程中会遇到各种各样的挑战。比如发烧，这是体内正邪交战的一个表现，可能是肺炎引起的，也可能是积食引起的。但是当发烧持续不退的时候，它会传递出一些明显的信号，引发其他脏腑之间的恐慌，使孩子烧得迷迷糊糊的。面对高热不退的情况，一味地给孩子服用退烧药并不可取，有时只能暂缓一时之急，后面可能会烧得更高更厉害！

 雾霾天遛个弯都不敢，怎么保肺？

这几年对于"雾霾是什么，有什么危害"，大家也越来越了解了。只要一打开电脑、手机，我们就能搜到各种关于雾霾的信息。我们重重武装，想尽一切的办法来降低这天气所带来的影响。我记得我是从2013年春节开始关注雾霾问题的，从那时起每到秋冬季，孩子们的咳嗽、哮喘、鼻炎就特别严重。而我女儿雨欣在那段时间也会有这样那样的问题，所以，熬不住这样的雾霾天，家里就买了空气净化器。另外，我们还购买了各种像防毒面具一样的口罩，带着走路时的回头率相当高！

在重度雾霾天，大人都觉得难受，孩子们的身体情况更是让人揪心。空气中悬浮的大量有害颗粒，容易附着病毒和细菌，增加病菌感染机会。一到这样的天气，因上呼吸道感染而发病的宝宝更是越来越多。大家都问我该怎么办，这里，我再介绍些雾霾天时我们该有的准备！

1. 饮食调理

在饮食上，要多让孩子吃一些具有清肺润肺功能或能帮助孩子身体排毒的蔬菜、水果。应季的萝卜、莲藕、荸荠、山药、雪莲果、罗汉果、柚子、梨等都具有清肺润肺的功能。

同时，让孩子补充一些能强健血管壁，清除血管内杂质的食物，如木耳、银耳等菌类、豆制品、绿叶蔬菜等。应季的各种绿叶蔬菜本身营养价值就很高，其中菠菜、豆苗等更是能软化血管。很多宝宝不爱吃绿叶蔬菜，这就需要妈妈多花一些心思。我家雨欣小时候牙齿没长全、咀嚼蔬菜不是很方便的时候，我常常做菜肉丸子，可以按照自己的口味搭配各种蔬菜，蔬菜中的纤维素是孩子最需要的。还可以给宝宝拌在饭里，这样既保持了绿叶蔬菜的营养，宝宝又能吃得下。

木耳和银耳是"血管清道夫"，含有大量的胶质，能够吸附血管壁上的杂质，每天都可以吃一些，帮助身体排毒。推荐银耳、百合、冰糖一起炖，全家一起吃，尤其对于肺热咳嗽、久咳不愈的孩子来说是非常棒的一个选择。

2. 推拿手法

可以每天给宝宝擦鼻翼两侧，如果孩子鼻腔很干燥，需要提前用生理盐水把孩子的鼻腔喷湿润，帮助他清理鼻腔。先用中指或大拇指端按揉位于鼻翼外缘中点的迎香穴，从上到下推鼻翼两侧50~100次，推的时候需要用按摩油或者润肤露，之后让宝宝擤鼻子，帮他清理出鼻腔深部的垃圾和鼻屎。然后再做来回上下的搓擦50~100次，要快速，这样容易热透。这个手法可以帮助宝宝的鼻腔保持良好的工作状态，过滤空气中不利于呼吸系统的物质，对抵抗雾霾非常有意义。

另外，还可以帮宝宝做一些润肺、增加免疫力的推拿。推荐以下手法：

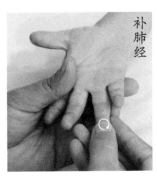 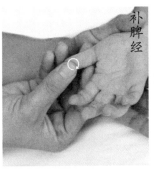 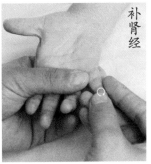

补肺经300次。在宝宝左手的无名指指腹处轻轻地按顺时针方向打圈。

补脾经300次。在宝宝左手的大拇指指腹处轻轻地按顺时针方向打圈。

补肾经300次。在宝宝左手的小手指指腹处轻轻地按顺时针方向打圈。

捏脊5遍。食指、中指、无名指在前，拇指在后，捏住宝宝脊柱两侧的肌肉，从尾椎开始，不断向上移动至颈椎。捏脊的时候力道一定要轻，否则会很疼，宝宝会抗拒。

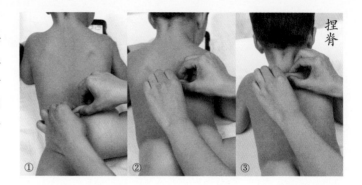

① ② ③ 捏脊

特别注意事项：捏脊时，妈妈的双手需要温热，不要用冰凉的手来给宝宝推拿后背，如果天气凉的话，提前打开取暖设备，让室温保持在20℃以上。冬天天气凉，捏脊时不需要脱光衣服，把手伸进宝宝的衣服里面去捏就好了。

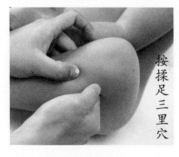

按揉足三里穴

按揉足三里穴1分钟。足三里穴是人体的大补穴，具有强身健体的作用，俗话说，"常按足三里，胜吃老母鸡"。足三里穴在膝盖侧下方，胫骨边缘的凹陷处。沿外侧腿骨从下往上推，推到膝盖下方推不动的位置就是足三里穴，这个穴位除了常常帮宝宝按一下，平时自己也可以多按按，对身体很好。

3. 外部防范

除了饮食和推拿这两种调理的方法，外部的防范也很重要。重度雾霾天，最好不要带孩子出门，更不要进行任何户外活动。平常轻度或中度雾霾天，孩子户外活动的场所尽量选择树木相对茂密的地方，这些地方负氧离子含量相对高一些。同时避开清晨和傍晚，这是一天中空气质量最糟糕的两个时段。

如果要上学，也尽量缩短暴露在外面的时间。出门时，最好戴专业防尘口罩。

家里的门窗不要开；洗好的衣物也不要放在外面晾晒，这样只会更脏；家里最好准备一个能吸附PM2.5的空气过滤器，这样就能降低室内PM2.5的浓度。

　　最后，一定要让宝宝多喝水，水能清除身体内的杂质，促进血液循环。

　　另外，我跟一个非常棒的台湾老师学习了一段时间芳疗，在芳疗方面有一些心得。芳疗对呼吸系统的帮助非常明显，雾霾天给孩子戴口罩出门时，可以在口罩上滴几滴精油，回家后也可以给家人开熏香机，以净化家里的空气。带孩子去人多的地方时，怕交叉感染，我都会配上一瓶可以净化空气的喷雾（制作方法很简单，喷雾瓶里加上纯净水，滴几滴精油，可以自由组合柠檬、薄荷、尤加利等保卫精油）；坐飞机时密闭的空间里我也会喷一下，让这个空间一下子焕然一新。

　　前段时间，78 岁的老妈患重症肺炎，从海南赶来上海让我治疗，她出现呼吸困难、咯血等症状。除了用经络艾灸调理外，我也配合了顺畅呼吸的精油，涂在老人胸口，一共 9 天时间，老妈痊愈了！所以，把这些好东西配合在一起，效果棒极了！

三　入园后孩子总生病怎么防？

　　大部分孩子都存在一个普遍的现象，就是入园后，孩子的体质会受到很大的挑战和冲击。有的妈妈跟我讲，其实孩子以前体质挺好的，感冒发烧也不是没有过，但稍微吃点药养一下很快也就过去了，但自从上了幼儿园，不得了了，特别是秋冬天，一个月去不了一周，去一次生病一次，生病一次就得养很久，好不容易养好了，只要一去幼儿园，不出几天又病了。周而复始的一个困局让很多家长心生疑惑，到底该几岁上幼儿园？有什么办法可以改善孩子动不动就生病的问题？

　　如果我们学会及时观察孩子生活当中的很多细节，那么就可以把疾病防患于未然。这里我们就专门来谈谈入园后的孩子如何防病的一些方法。

　　我们都知道，秋天比夏天早晚温差要大，尤其是寒露过后，降温明显，而肺是我们人体当中最娇嫩的一个脏器，特别容易受外界气候变化的影响。无论是燥是寒还是热，肺都容易受到影响。而如果孩子不注意饮食节制，不注意多喝水，脏腑失和，可能就会给疾病留下一个突破口，一碰到气候突然的变化，小孩子就很容易被疾病侵袭。

要想提前预防疾病，我们可以通过中医说的望闻问切这几个方式来观察。小孩子主要是通过望诊以及问诊，不外乎小朋友最近穿的、吃的、喝的、拉的情况如何，结合望舌诊进一步判断五脏六腑的虚实寒热。舌诊中舌尖的区域是肺的反射区，妈妈可以经常看看孩子的小舌尖是不是特别红，如果舌尖特别红，就说明肺有热了。

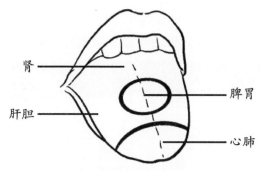

肾

肝胆

脾胃

心肺

五脏在舌头上的反射区

另外，还可以观察一下孩子的大便好不好。肺和大肠是一对表里经络。当肺有燥热时，会导向大肠，大肠燥热会使得孩子排便比较困难，可能是一粒一粒的，黑黑硬硬的。这个时候，要注意从饮食上调整。还可以帮孩子泻泻大肠之热，如果大肠的热泻掉之后，孩子肺里的燥热也能很快地通过这个通道排出去。

另外，流鼻血是肺热的一种提示。我可以给大家一些食疗的建议，可以在煮银耳汤时加一点百合。这种银耳百合汤特别能润肺降燥，对于慢性咳嗽的孩子，还有养肺滋阴的作用。因为孩子肺热比较普遍，再加上现在的孩子吃得好喝得好，热量高的食物特别多，大肠经常不通，大便一不通，就经常会导致肺燥热的问题。在这种饮食结构上，银耳百合汤是很好的食疗方，全家人都能喝的，除了有利于小朋友润肺降燥，还能帮妈妈排毒养颜。

还有，可以让流鼻血伴有大便干燥的宝宝多喝水、多吃绿叶蔬菜。小月龄的宝宝可能吃完绿叶蔬菜之后会有不消化的情况出现，但是让孩子食用足够的粗纤维，是特别好的帮助肠蠕动的方法，这个比益生菌来得安全，而且没有什么依赖。包括白菜芹菜之类纤维素粗一点都没有问题，也可以做成菜粥。饮食结构如果不调整，单纯使用推拿会非常的费力，每天都会被孩子的问题牵着跑。

如何用小儿推拿做好日常保健，以预防孩子感冒咳嗽？

这个季节给孩子一些比较好用的保健方法，能够预防孩子被感冒侵袭和被外界气候变化的影响侵袭。

我能给大家推荐的最好用的方法，而且是各个年龄段孩子都能配合使用的方法，就是擦脊背工字形。首先用我们的小鱼际竖着擦孩子的督脉，来回上下擦得热热的，如果想要有治病的效果，就要擦到 100 遍。可是 100 遍一口气是擦不完的，尽量可以分成三四次，给自己喘息的机会，然后继续擦。当孩子真的要感冒的时候以及小月龄宝宝不配合头面部按摩的时候，可以把这个手法当作治病的手法，效果非常神奇。

除了竖着擦脊柱正中间，还能擦哪里呢？孩子脖子往下肩井的这部分，其实就是两个肺俞的连线处，横着给孩子擦。如果你能摸到肩胛骨靠上面那个位置特别凉，那么在擦这个区域的时候要特别花点时间重点擦。关于擦背要提醒大家，如果孩子趴着擦方便的话，可以让他趴着擦；如果孩子是坐着擦的话，来回横向擦很容易使他身体过度摇晃，导致他头晕晕的。所以在擦的时候可以有一个 45 度的角，手形可以侧一点点，这样子不会让孩子身体过于摇晃。

另外一个是擦脊背工字形的下面那个横线，即擦脊背上命门穴（肚脐的正背面）及两侧肾俞的连线处。这片区域很多妈妈自身摸上去都会比别处凉，这其实是肾气不足、肾虚的标志。很多孩子先天发育如果不是很充足的话，就会在肾部区域明显发凉。我们有一个手法就专门针对这个问题的，先把双手搓热，然后空掌扣在孩子的两个肾俞穴上面，也就是孩子腰部凉凉的位置。每天坚持做 3~5 次，这种状况很快就能改善。

擦脊背工字形简单地讲，就是擦竖向的督脉，擦横向的肺俞、肾俞两条线，形成一个"工"字形，要将每个位置都擦得热透，再换下一个位置擦。那么我们在擦背时，需不需要用按摩介质呢？我自己认为要根据孩子的皮肤状况以及妈妈的手部粗糙程度，适当使用一些按摩油。如果孩子后背是干燥的，可以适当用一点按摩油以防擦破孩子稚嫩的皮肤。如果孩子的后背有点潮潮的，也可以使用一点点按摩油，可以擦得没那么快但是要很热。或者可以隔着一层衣服给孩子擦，但是衣服不要太厚，不然没办法传导我们手部的温度。正常来说，隔一层纯棉内衣是没有问题的。

四　如何治疗呼吸道疾病？

（一）孩子经常感冒，如何辨证推拿？

1. 风寒感冒

说起感冒，西医常常会以病毒感染和细菌感染作为区分的依据，通过验血的方式来确定。但中医认为，感冒与外界的风、寒、暑、湿、燥、火六淫邪气入侵皮毛有关，首先受到影响的就是肺。比如最常见的就是外感寒邪——风寒感冒。

肺主皮毛，主管皮毛的开阖，用皮毛宣散肺气，调节基础体温和呼吸。肺为司令，热的时候，下令通过皮毛舒张出汗而降温，反之，通过皮毛闭合来保存体温。很多孩子肺气虚，毛孔开阖失常，卫气不固，就特别容易多汗，运动多一点就大汗淋漓，刚刚入睡后也会"蒸笼头"。这类孩子特别容易感染风寒感冒，出现打喷嚏、流鼻涕、鼻塞等感冒症状。

风寒感冒起因单纯，如果及时干预，是最好治疗的一种病症。

针对感冒，我最推荐的是外感四大手法：

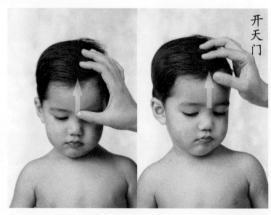
开天门

开天门 100~150 次。反复从印堂穴推至眉头正中间入发际线，如果其他穴位孩子不够配合，可以单开天门做 500~600 次。可以用点润肤乳等按摩介质。

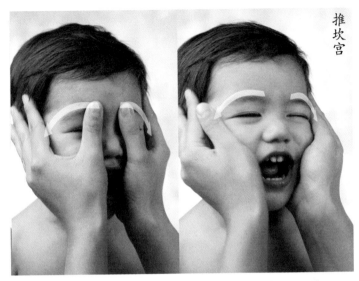

推坎宫 100~150 次。有点像眼保健操里的轮刮眼眶，从攒竹穴经过鱼腰穴抵达太阳穴。既可治疗感冒，又可以预防孩子近视。

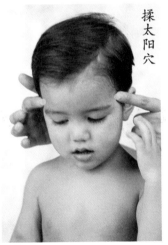

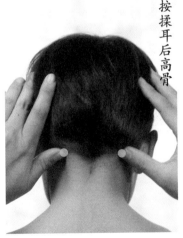

揉太阳穴 12 分钟。揉太阳穴时力道应由轻到重，宝宝着凉感冒期间太阳穴比较敏感，可能会痛，建议父母们多转移孩子的注意力。

按揉耳后高骨 100~150 次。这个穴位的操作也可会痛，要像揉太阳穴一样。

这套手法对风寒或者风热感冒都有一定的治疗作用，平时预防也可以用上。

我们成人着凉后的第一反应可能就是喝一碗又辣又烫的生姜红糖水发汗解表。有的学员问我，宝宝是不是也可以这样用？其实这种方法并不适合小宝宝，因为辛辣对黏膜刺激很大。此时用两个手法特别安全：揉外劳宫 1~2 分钟，推三关 300 次，以发汗解表，比喝生姜红糖水的效果还好。

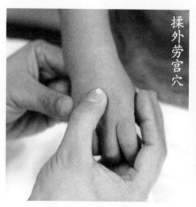
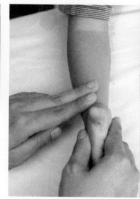
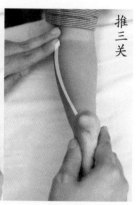

揉外劳宫穴

推三关

如果小宝宝特别不配合做外感四大手法，也可以擦脊背工字型，一天 3 次，每次每个位置来回快速擦 100 下，效果也是不错的！不少小月龄宝宝在肺炎初期，一点药都没用，就用了这个擦脊背工字型，不到一周孩子就痊愈了。

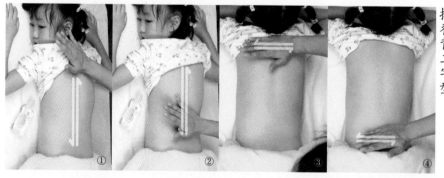

① ② ③ ④

擦脊背工字型

学员妈妈分享

空调引起的发烧

受寒感冒初期，发烧在 38.5℃以下，特别容易发生在夏季室内开空调的情况下。今年夏天，我家宝宝诚诚出现过两起由空调引起的受凉发烧。我用的推拿手法：

外感四大手法：开天门、推坎宫、揉太阳穴及揉耳后高骨。

擦脊背工字型，擦得后背都红了。

配合泡脚 10~15 分钟，微微出汗，烧就退了。

有一次诚诚体温超过 39℃，我加上清天河水，打马过天河，蘸水捏脊（超级好用的方法），成功在一个晚上去退感冒发烧。

诚诚妈妈这两次的处理非常及时，思路也很正确。一般受风寒或者着凉后，第一个治病思路当以发汗解表为主，所以外感四大手法和捏脊、擦背手法都是最好用的。不过孩子着凉后，这些穴位的敏感度就很高，经络不通则痛，平时比较配合推拿的孩子此时可能就会不配合，甚至哭闹一番。但即便是哭闹一下也是有利于发汗的，所以权衡利弊，把寒凉压制下去要更有益于孩子的健康。

受凉是风寒感冒的诱因，一旦和正气打起来就会转成热证，温度通常会超过 39℃，后面诚诚妈妈使用的蘸水捏脊和打马过天河都是非常好用的处理高烧的手法！

2. 风热感冒

风热感冒多见于夏秋季，外感风热所致表证，多因风热之邪犯表、肺气失和所致。症状表现为发热、怕风、头胀痛、有汗，可能伴随咽喉红肿疼痛、咳嗽。如果孩子会咳痰，痰黏或黄，流鼻涕会是黄色的，喝水喜欢喝冷的，小便黄、大便干，舌尖红、舌苔薄白微黄。这些症状不是全部出现才算是风热感冒，而是集中体现出上面的一些问题就可以判定是风热感冒了。

风寒感冒主要是怕冷、发烧，但是温度不高、身上也没有汗，可能会伴有鼻塞、咳嗽、全身酸疼等症状。但风热感冒是怕风而并不怕冷；同样是发烧，风热感冒发烧温度较高，虽然能出汗，高烧却难退。风寒感冒发展过程中很容易转变成风热感冒，此时，治病周期会比较长。

风热感冒的推拿手法：

宣肺解表的外感四大手法不但适用于风寒感冒，风热感冒也会用到。所以这套四大组合手法最大的精妙在于，即便你分不清孩子到底是哪一类型的感冒，你都可以用它。

此外，还需要清肺经、清小肠经、清大肠经，清天河水各 300 次，热证重还可以加上退六腑 300 次，推三关 100 次。

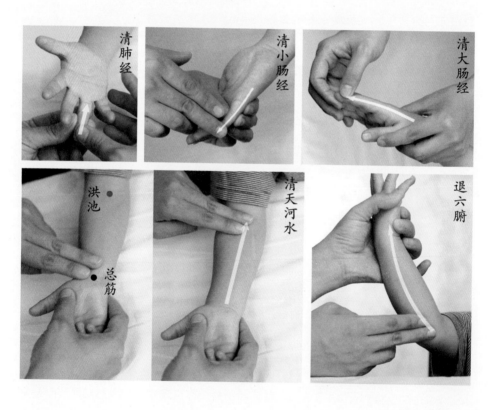

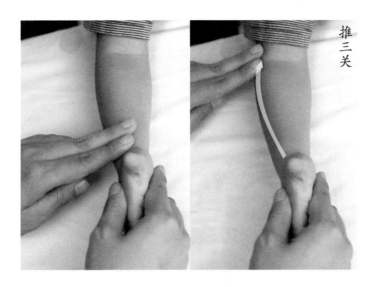

推三关

风热感冒伴随咽痛时需要加上掐少商穴20~50遍，此穴比较痛，可以分数次频繁使用。

发烧超过 39 ℃ 的话，要配合清天河水300~500 次，打马过天河 20~30 遍，退六腑300~500 次。

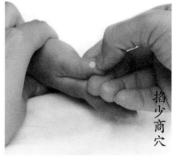

掐少商穴

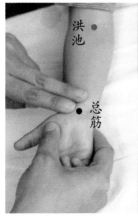

洪池

总筋

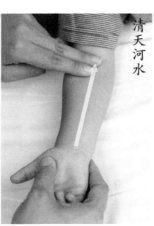

清天河水

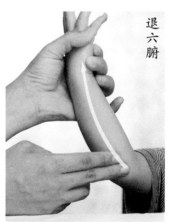

退六腑

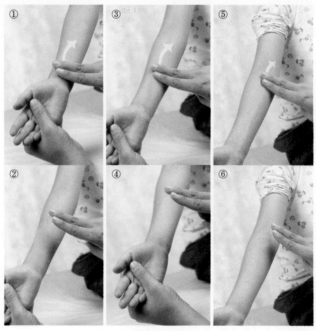

打马过天河

口臭、不思饮食、舌苔黄厚基本属于中焦脾胃运化失调、积食郁热化火，需要用掐四缝穴10~20遍，揉板门穴2分钟，运内八卦300次，清胃经300次。

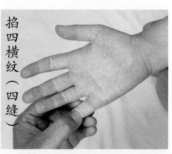

掐四横纹（四缝）

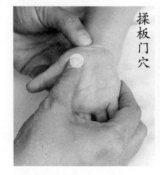

揉板门穴

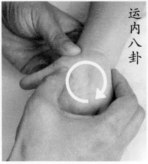

运内八卦

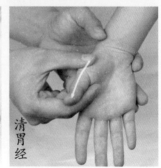

清胃经

3. 病毒感冒

诚诚妈妈继上两次处理简单的风寒感冒后，在秋季入园后孩子又碰到了病毒感冒。病毒感冒周期明显比风寒感冒长，处理起来也相对复杂得多。有些妈妈在使用推拿的过程中，甚至有些疑惑，感冒手法好像不好用了，因为疾病的症状还在一步步加重，此时特别容易灰心，甚至放弃治疗。先让我们一起来看看诚诚妈妈是怎么处理的。

学员妈妈分享

去年 12 月的那波病毒性感冒实在太过猛烈，诚诚也未能躲过。回想起来，之所以后来他感冒症状那么强烈，是因为感冒初期没有及时正确地把火苗给灭了，而且也轻视了这次病毒性感冒。诚诚感冒初期我在外出差，所以只是当晚视频指导了诚诚爸爸简单地处理了一下。等我准备回来时，爸爸说诚诚已经不烧了，于是一大早就带着他到处转悠。当我在小区门口看到他们的时候，我的心就沉了一下，因为我知道诚诚刚发烧感冒好转，身体虚弱，容易再受外邪入侵，加重病情。果真，当天下午开始又高烧不下 40℃，连烧了 4 天。但是面对高温我也不像一年前那么焦急。赶快用上推拿手法。

退烧手法：

清天河水 300~500 次

打马过天河 30~40 次

蘸水捏脊 30 次

退六腑 300~500 次

虽然一套手法下来，温度没见下来，但是诚诚的精神状态很好，胃口也不错。所以在 4 天 4 夜的高温中，我只在 2 个晚上睡觉的时候给她吃过两次退烧药，让他晚上更好地休息，白天和温度低于 39℃的 2 个晚上全靠推拿。因为诚诚不喜欢物理降温，甚至不让贴退烧贴，所以全程都是靠推拿退烧。最后的一个晚上，凌晨两三点钟的时候，诚诚自己出了一身汗（非退烧药作用），我心中大喜。果真，到早上诚诚的体温就恢复正常了。

　　感冒期间诚诚也出现了流鼻涕、咳嗽和 3~4 天不大便的现象，我分别用下面的手法进行了干预。

流鼻涕的推拿手法：

外感四大手法（开天门，推坎宫，揉太阳，按揉耳后高骨）

拿风池穴，揉风府穴

擦脊背工字型

揉合谷、曲池穴

揉迎香穴

咳嗽的推拿手法：

吮痧天突穴到膻中、大椎、天柱骨、肺俞穴，出痧的地方周围重点吮

分推肩胛骨，揉肺俞穴

揉天突、膻中、中脘穴

分推膻中和腹阴阳

揉掌小横纹，运内八卦

清肺经，清天河水

横捏肺俞穴（特别好用）

揉丰隆穴、足三里穴

揉扁桃体外方，揉廉泉穴（我自己加的，因为我觉得咳嗽容易造成扁桃体轻微红肿，所以未雨绸缪）

改善便秘的推拿：

清大肠经

揉龟尾穴（特别好用）

下推七节骨

顺时针摩腹

捏脊和 3 捏 1 提

改善胃口的推拿手法：

揉板门穴

运内八卦

揉足三里穴（特别好用）

掐四缝穴（特别好用）

　　诚诚妈妈总结的推拿手法和思路很多是借鉴我的前两本书，做得非常全面。她在文中提到的特别好用的手法也是我非常喜欢用的。

　　这里，再重点强调下诚诚妈妈评价中特别好用的几种手法。

　　横捏肺俞穴。有一次，我外出两天讲课，刚好碰到雨欣感冒咳嗽，而且咳嗽有加重的趋势。我交代雨欣爸爸一些简单的处理手法，其中就有捏脊 20 遍，横捏肺俞穴 20 遍，一天只在晚上睡觉前给孩子推拿那么一次，但非常好用。两天后，

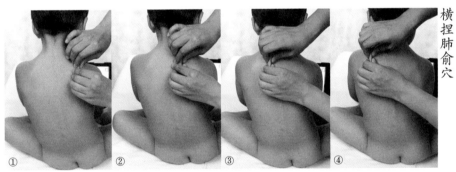

横捏肺俞穴

①　②　③　④

　　我外出讲课回来，发现小家伙的咳嗽基本痊愈了。

　　揉龟尾穴。龟尾穴是在孩子便秘和腹泻时均可使用的双向调整穴。对于容易便秘的孩子来说，如果大便又干又硬，刺激肛门口有痛感，这会让孩子回避大便，从而加重便秘的问题。有一次雨欣也是坐在马桶上半天都便不出来，表情也有些痛苦，甚至都不敢再去厕所了，我就在她便便时帮她揉龟尾穴，发现大便很快就出来了，非常顺利。

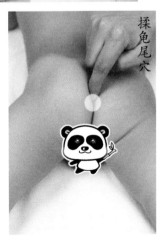

揉龟尾穴

揉足三里穴。足三里穴是成人和孩子都非常受用的保健长寿大穴，除了推拿以外，我会经常给自己、给老人、给孩子艾灸此穴。使用后，特别能激发孩子胃口，改善面色萎黄的情况，补气又补血。我记得我的一个学生在坚持给孩子推拿并配合艾灸足三里穴一个月后，孩子不但胃口开了，脸色也好了，连难缠的湿疹也痊愈了。

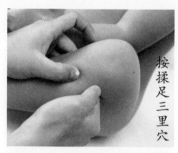

按揉足三里穴

掐四缝穴。四缝穴是消积食特别好用的穴位，尤其当孩子舌苔厚，吃不下饭时，如果使用到位，两个小时就能初见成效。不过当孩子胃口大开时，妈妈要特别注意不能着急给孩子进补，仍需保持简单清淡饮食三天以上。

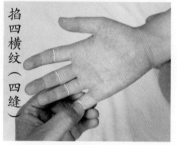

掐四横纹（四缝）

（二）孩子发烧了，怎样辨证推拿？

宝宝发烧了，如果能分析出原因，我们就能做到心里有数，也会更加从容淡定地陪伴孩子治疗。发烧是孩子体内的正邪力量在交锋，是免疫力在作战，如果处理好发烧甚至能让孩子更好地成长，它的背后有一个神秘的礼物要送给孩子。

1. 发烧是孩子自身免疫系统在作战

发烧，尤其是高烧，会让很多家长心惊肉跳，生怕把孩子给烧坏了。所以，家长都会第一时间寻找退烧的方法。美林作为儿童退烧药能被医院广泛应用的原因，不是因为药物安全，而是因为退烧效果好，能够让孩子迅速发汗以达到降温的目的。可是，去除药物副作用不说，很多退烧药并不能真正退烧，而只是暂时抑制了发烧的现象，几个小时后，孩子的温度可能会上升得更高。发烧其实不是病，而是体内正邪之战的外在表现，是自身免疫系统在发挥作用，与病邪一较高低的信号，免疫力的增长往往就发生在这个时刻，所以我们要珍惜孩子发烧的机会，让孩子免疫力的小宇宙爆发吧！

学员妈妈分享

　　我的孩子今年 4 岁半了，之前是过敏体质，抵抗力差。以前孩子生病，我真的束手无策，就连孩子好了也还是心有余悸！不过，自从学了小儿推拿之后我就坚持给孩子做推拿，这段时间孩子身体状况一直比较平稳，直到这次孩子生病的考验，我的小心脏终于承受住了！

　　简单说一下我的经历。

　　孩子有一天中午突然开始发烧，我一量 38.7℃。孩子状态很不好，没精神，还说头晕。我看了一下孩子的舌头和嗓子，发现舌头比较正常，嗓子也不红，没找到发烧的原因。心想还是先退烧吧，于是给孩子清天河水，打马过天河，蘸水捏脊，针对孩子说的头晕我又加上外感四大手法。之后再一量，温度降到了38.2℃，又过了一段时间，温度降到了 37.5℃。别提我有多高兴了！

　　之前我只处理过低烧，没想到高烧也这么快就退了。温度降下来以后，孩子就开始有精神了，要吃果冻，我就给他一个，结果吃完立马就吐了。我立刻警觉是不是这次发烧引起的脾胃不和，缘缘老师嘱咐过饮食要清淡的，下次一定注意不能乱吃了。于是仔细看了一下缘缘老师的书，趁孩子睡着，我用了逆运内八卦，清胃经，补脾经，补肾经，按揉足三里穴，揉板门穴等治疗脾胃不和的手法。晚上孩子醒了以后烧退了，吃了一碗小米粥，精神状态也很好。

　　到了半夜一点左右孩子又开始发烧，一量 38.4℃，退烧手法又上一遍，很快退了，一晚上都没事。

　　直到第二天下午又开始发烧了，但温度是 38℃ 左右，孩子胃口还行，精神状态也不错，我继续用外感手法——清天河水，打马过天河。此时我就开始怀疑他是病毒性感冒，因为老师说，上来就高烧的一般是病毒性感冒，而且孩子发烧当天晚上我就开始有感冒症状，流鼻涕、打喷嚏，我怀疑是被孩子传染了，但是孩子除了发烧，其他什么症状也没有。第二天晚上一直维持在 38℃。

　　第三天我就有点坚持不住了。第一次处理孩子连续几天的发烧，怕自己判断错误耽误了孩子的病情，于是带孩子去医院化验了血，医生说就是病毒性感冒。

这下放心了，于是我决定再观察观察，要不然就功亏一篑了，回家后继续给孩子推拿。

老师说高烧反复，有个过程，需要更多的耐心和观察，也需要给孩子和自己些时间恢复。第三天虽然还发烧但是孩子体温一直在 37.7℃左右，晚上一直也是这个温度，睡觉前又推了一次，又看了看老师的博客，了解到华佗夹脊（华佗夹脊共有 17 对即 34 个穴位，本书中讲到的华佗夹脊并不是在某一对具体的穴位上做推拿，而是在整条经络上夹着脊柱做推揉的手法）可以帮助孩子安神，对高热惊厥的孩子也非常有效。于是就又用了华佗夹脊的手法，看孩子睡得还安稳，我也就睡觉了。早上醒来一摸孩子居然退烧了。虽然烧退了但也不敢放松，密切观察，第四天再没烧，我知道这次是真的好了。我和孩子终于闯关成功！

这次经历给我带来的意义是不一样的，过程中伴随着煎熬、纠结、担心，但当风平浪静来临的时候，那份喜悦和感恩，我相信也会引起其他家长的共鸣！希望更多的妈妈不要只是观望，大家都要行动起来，这关系到孩子的健康。当你行动起来，学习起来，小儿推拿并不是那么难，我的成功也会是你的。大家加油！

对于第一次用推拿成功搞定病毒性感冒和高烧的家长来讲，因为发烧会反复，所以这个过程中的忐忑不安、纠结，我相信会引起很多家长的共鸣。一般情况下，当发烧的原因不是很明确，但温度又比较高的时候，我给大家的建议基本是，先清天河水配合外感四大手法，如果后背滚烫，建议加蘸水捏脊的手法。然后，就要安静下来分析一下发烧的原因，舌诊就是第一个参考，如果舌苔薄白，表明疾病初起，尚未入里，正气未衰。如果舌苔白厚，就表明孩子脾胃气虚，正气不足，病由表入里，内有积食内热了，此时帮助孩子健脾消积食很重要。上述案例中妈妈在分析发烧时已经考虑了脾胃不和的因素，包括吃了果冻后有呕吐症状，对这个信号把握得很及时，所以在手法中加了不少调理脾胃的穴位。

发烧时的推荐手法:

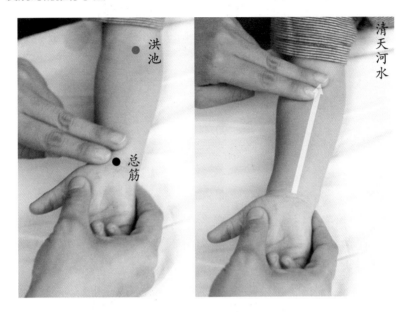

外感四大手法:开天门、推坎宫、揉太阳穴、按揉耳后高骨。

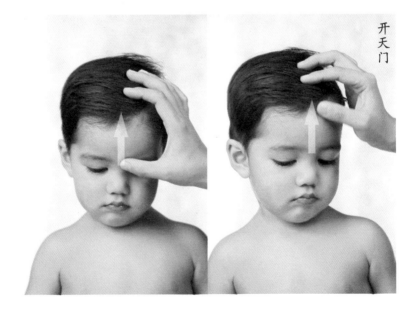

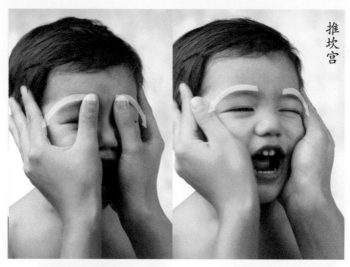

推坎宫

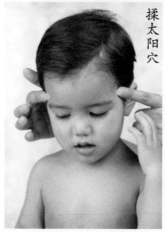

揉太阳穴

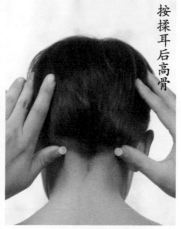

按揉耳后高骨

同时可以配以蘸水捏脊。

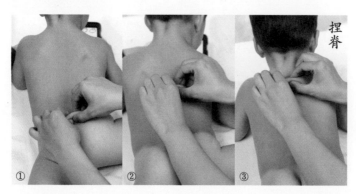

捏脊

① ② ③

对于有高热惊厥史的孩子，处理时要特别留意观察孩子的温度。当温度上升过快时，及时使用退热手法，并坚持配合华佗夹脊以预防惊厥的发生。如果出现惊厥，第一时间掐人中和老龙穴，同时该去医院就去医院，不要在家硬扛。不过如果孩子能及时苏醒过来，并且整体状态稳定，也可以在家卧床休息，多观察。

发烧期间一定要忌口，奶粉一定不要喝，因为此时脾胃功能弱，气血都忙着和邪气对抗呢，没精力处理消化这些事，所以，以米汤来养，既能滋阴，又有足够的营养，也不会造成过重的脾胃负担。

高热或温度上升过快可以辅助的手法：

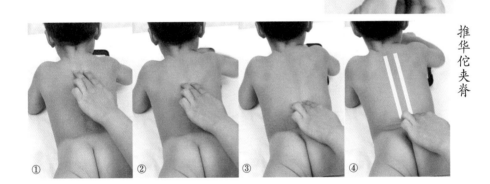

掐老龙穴

推华佗夹脊

① ② ③ ④

2. 退烧——小儿推拿建奇功

话说回来，发高烧能更新孩子免疫力，那么我们什么都不用做吗？还是有不少家长会紧张的，所以，在这时用合适的推拿手法帮助孩子，让孩子自身的经络系统发挥最高效能，形成自我调节运转的良好模式，是非常智慧和英明的决定。我们的态度决定了我们的行为，如果每一位妈妈都能认识到这一点，并能坚定地给孩子持续地推拿，相信当孩子发烧时，大家也就不会慌张失措了。给雨欣退烧时我用过的方法很多，最见效的手法就是蘸水捏脊，尤其针对连话都不会说的小宝贝高烧不退、全身滚烫时，这个手法最为有效。

学员妈妈分享

　　之前我家孩子总爱生病，去医院是常事，医院的专家号大夫都认识我们全家了，说到这我就眼泪汪汪的，孩子抽血被扎过，被打过点滴，大人孩子都受罪。无意间我发现了缘缘老师的书，我就想买回来看看吧，没想到第一次实际应用就用工字擦背手法成功处理了宝宝流鼻涕的问题。

　　一天早上起来，我发现宝宝一直打喷嚏，随后清鼻涕就流出来了，估计空调受凉了。我赶紧翻开老师的书，配合用外感四大手法，坚持工字擦背。那时候是夏天，很热，我就给他脱了背心抹上按摩油进行工字擦背，每次400下，每天2次。当天晚上我就用大块姜切成丝，放在水里熬姜汤，用汤水给孩子泡脚，泡脚前给他喝了点儿小米粥，这样也有助于他发汗驱寒。两天以后，孩子的鼻涕一点儿都没有了。

　　记得那次我特别开心，很兴奋，我就觉得小儿推拿好神奇。我就更加关注缘缘老师，终于在162期老师开办的北京班报了名，我也很感谢宝宝爸爸的支持，他虽然没能陪我去，但是给了我无限的力量和信心。

　　"十一"两天的课程让我受益匪浅，老师细致入微的讲解让我信心倍增。现在我每天坚持给孩子捏脊，早晨起来给他工字擦背。现在宝宝生病的次数减少很多。后来有一次，我回家感觉孩子状态不对，焉焉地在那儿坐着。我摸摸他额头有些热，量了一下体温38℃，发烧了。我记得老师说过，38.5℃以下如果孩子精神状态尚可，可以先观察，发烧能激发孩子正能量和邪气抵抗。

　　中午吃饭时孩子有些反胃，吃不下东西，我当时不能确定是什么状况，不知道是肠胃问题，还是积食，因为他前几天吃得特别多，管不住嘴巴。我和同学们沟通的结果也是继续观察。

　　下午三点左右孩子烧到了38.8℃，我用了外感四大手法，蘸水捏脊20遍，清天河水300次，吮痧，大椎、肺俞穴片区都是很重的痧，我初步判定是感冒引起的发烧，后来我想到可能是前两天吃得多有些积食，再加捂得夜服多，导致肺火很大。半个多小时过去了，孩子体温降到了38.1℃，好开心。

晚上六点半我又给孩子熬姜汤泡脚，可这次泡脚额头、后背一点儿汗也没有。到了七点多体温上升到了 38.6℃，这时孩子说饿了，我给他熬了大米粥，吃了一点儿，后来要奶粉喝，我知道这期间最好不喝奶，但是他哭着吵着不睡觉，八点我给他冲了 60 毫升奶，那时候孩子体温已经接近 39℃，吃完奶过会我继续给他做蘸水捏脊 20 遍，最后一遍把脊背吹干，清天河水 600 次，外感 300 次，清肺经 300 次，补脾经、补肾经各 300 次，半个小时候后孩子出汗，体温降到 38℃，我很开心。

晚上十一点体温降到 37.4℃，喝水，我给他做外感四大手法各 200 次，补脾经、补肾经各 300 次，清肺经 300 次，之后他睡熟了。早上五点孩子要喝水，体温 37.2℃，汗很多，呼吸有些急促，估计是昨晚发烧的影响，有些体虚。

早上吃饭孩子胃口还是不太好，熬的白米粥，吃了有些呕吐，我给他推天柱骨 100 次，果然止住，总算分几次吃了多半碗米粥。继续给他补脾经 300 次，按揉板门穴 200 次，掐四缝穴 20 次，希望能让他胃口变好些。一上午精神不怎么好，不过体温恒定 36.9～37℃，我觉得应该是成功退烧了。

中午孩子吃了点儿米粥睡了一觉，睡觉过程中我给他做了保健四大手法，做了补脾经，一觉醒来对我笑，精神特别好，给他米粥吃了一小碗，还要吃，我怕他一下子吃多了难受，就哄着控制着，但孩子胃口开了还要吃。那时候别提我多开心了，吃饱后他自己下床活蹦乱跳地去玩了。

后来我和宝爸描述了这个事情，他很开心地对我说，看来北京之行可真是物超所值呀。爷爷奶奶看到孙子这么快就好了，也特别开心。

我会把正能量传递给更多的妈妈，让她们知道有这么一种绿色健康又非常有效的方法——小儿推拿！

大家发现没有，在关于退烧的案例中，大家用到的手法有不少相同的地方，但同样也有很多自己经过辨证思考后加上去的手法，所以学习中医实在是一个体验医学，每个人在实战中的思路决定了他使用的穴位反复应用中总结经验是一件非常有意思的事情。发烧后，孩子常常体虚，容易多汗，也容易热灼伤阴，妈妈需要根据孩子的症状选择手法，用固表止汗的手法来收敛元气（补脾经、补肺经、补肾经、揉肾顶）或者用滋阴的手法补充津液不足（按揉太溪穴，按揉二人上马穴，推涌泉穴都可以使用）。如果孩子胃口不佳，别着急进补，不能给孩子添乱、添堵，着急喂一定出事情，可以做的有保健四大手法：捏脊、补脾经、按揉足三里穴和摩腹。

固表止汗的推拿手法：

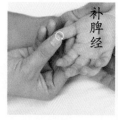 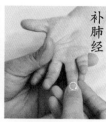 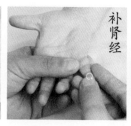 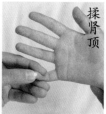

滋阴的推拿手法：

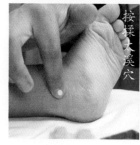 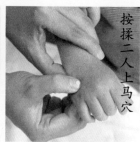 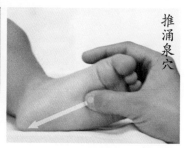

保健四大推拿手法：

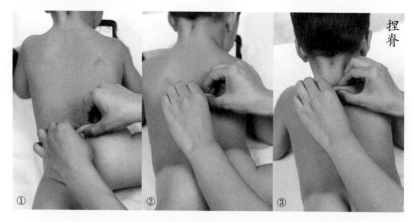

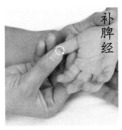

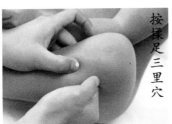

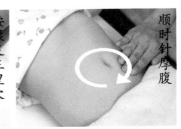

3. 不是每次发烧，都能立刻退烧

高烧是体内正邪之气在打仗，那么这场仗能持续多久就要看具体情况了。如果两军实力相差悬殊，这场仗可能很快就结束了，或者根本打不起来。比如，老人一般不太会发烧，因为正气不足，所以病邪来的时候，直接"割地赔款"了。年轻力壮的成年人也很少会发烧，因为"正气足，邪不可干"，病邪打不过正气就"落荒而逃"了。

孩子的体质稚嫩娇弱，易受邪气侵袭，"敌人"来犯就要一较高低了。如果是不成气候的小股"敌人"，这仗还是好打的，即便发烧也相对容易退，我们给孩子捏捏脊，擦擦背，清天河水，三下五除二烧就退烧了。可是当"敌人"来势汹汹，孩子免疫力又不足时，如果只知道依赖外力来对抗，其实代价也不小，药物的副作用显而易见，而且往往治标不治本，每次不用更猛的药都不能撼动"敌军"势力。战斗力是练出来的，人体自我抗病能力也是可以被激发。所以有时虽然不能一下子退烧，但仍然鼓励大家使用小儿推拿的方法，帮助孩子放手一搏。

学员妈妈分享

我家宝宝马上就要满4周岁了，自从上幼儿园以来，宝宝一直都很健康，中间只有过一次发烧，被我接回家用退热的手法处理后很快就好了，一天幼儿园都没有耽误，是班上整学期的全勤宝宝。

可是好景不长，一天外婆从幼儿园接回宝宝像往常一样在外面玩了一会儿，就感觉宝宝精神不太好，特别爱哭。回到家就发现宝宝的身上有点发热，但手脚却是凉的。我到家后宝宝已经躺在床上了，整个人快快的，只是跟我说头晕和嗓子有点痛，一量就是 38.6℃，我怕宝宝得了手足口病，仔细看了下手和脚上并没有小泡，宝宝也说嘴里不疼，嗓子痛，我想可能是咽喉部位有炎症吧，再加上已经烧到 38.5℃以上了，于是就开始先做退烧的手法：清天河水 300 次，打马过天河 50 次，蘸水捏脊 30 遍，然后脊背吹水，其他的手法宝宝不是很配合，所以就没有做。

以前宝宝有过三次发烧，我都是用这几个手法很快就处理好了，所以这次我也挺有信心，没太在意，唯一觉得奇怪的就是以前发烧蘸水捏脊时宝宝会很痛苦，需要强行操作，而且捏完宝宝会出很多汗，然后就会退烧，但这次不论给宝宝怎么捏，他都很配合，说一点都不痛，也不出汗。

做了两遍，烧还是没有退下来，宝宝说嗓子疼，我就又在扁桃体外方处吮痧，出了一点痧，但不是很重，天突穴处出痧很重。我又想起以前老师说过吮痧大椎穴也可以退烧，所以又吮痧了大椎穴，也出了一些痧。都做完后宝宝就睡着了，感觉体温在往下降，我也就去睡了。半夜一点左右起来一摸，烧到了 39.5℃，就把先前的退热手法又做了一遍，三点左右又巩固了一遍退热的手法。

次日早上六点多，宝宝醒了，体温降到了 37℃左右，感觉精神好了很多，嗓子也不疼了，于是继续送幼儿园，跟老师交代了一下不要给宝宝喝牛奶吃甜食，注意观察体温。上午十点，孩子又有点低烧，而且精神不好，老师打电话建议接回家休息，让外婆给孩子多喝水，多量下体温。一下午孩子都没有精神，一直在发烧，我下班后赶回家一量，又是 39℃多，而且感觉孩子扁桃体部位的温度特别高，用额温枪测体温也是扁桃体部的温度最高。因为宝宝体温比较高，所以我在昨天用的退热手法基础上又加了退六腑 300 次，另外蘸水捏脊时还捏了脊柱两边的膀胱经，发现虽然捏脊柱时宝宝不痛，但捏膀胱经时宝宝反应很大，一直喊痛，大哭，不让捏，强行捏完，接着又重揉了太阳穴，宝宝也叫很疼，做完后宝宝出了一身汗，体温开始下降。

第三天早上，孩子体温降到 38℃以下，交代外婆当天不要送幼儿园了，但是到了 11 点孩子体温又开始上升，12 点腋下温度都达到 40℃了，而且有点咳嗽，她在家都吓坏了，让我赶紧回家送孩子去医院。我到家后把所有退热的手法都做了一遍，热度总是退得不多，只是相对退热，过不了多久就又会发展成高热。

第四天早上，孩子体温降到 37.5℃，精神也好了不少，哪知道中午又烧到 39.8℃了，连床都起不了，只能一直在床上躺着，咳嗽也厉害了。此时，因为连续 4 天高烧反复，我心里没底，于是回家后就把孩子带到附近的社区医院验了个血常规，白细胞值很高，医生说有炎症，扁桃体已经肿了，但心肺都还好。血象高和高热应该就是扁桃体发炎引起的。带孩子回家后先冲了一小包阿莫西林喝，之后就开始继续做退烧的手法和止咳的手法，还加上了大椎穴、扁桃体外方、天突穴和天柱骨部位的吮痧，这次扁桃体外方和天突穴、大椎穴部位出了深紫色的痧。做完宝宝就睡了，睡前量体温还是 39℃多一点的样子。到晚上 11 点左右，感觉孩子的体温在慢慢下降，又过了两个小时，体温已降至正常，完全不烧了。

第五天早 6 点多，孩子醒了，体温也是正常的，中午没有反复，孩子精神好转，只是体力有点不济，我用保健四大手法（补脾经、顺时针摩腹、按揉足三里、捏脊）帮助孩子恢复正气。当天宝宝出痧部位的痧气已退，身体和生活已经完全恢复了正常。

宝宝这次生病的经历让我更加坚定了小儿推拿的信心，也明白了用推拿治病也需要一定的时间过程，再就是各种手法的时间和次数一定要做到位，尤其是在宝宝生病的时候，手法一定是要宁多勿少。

这位宝妈在孩子连续四五天高烧反复的情况下，仍然能处变不慌，坚持给宝宝做推拿，实在难得。不过这位妈妈虽然在手法处理上有可圈可点之处，但是也有处理不及时的地方。比如孩子刚发烧时，捏脊不痛，说明病不在此，发烧的原因不是外感寒邪引起的，后来做了吮痧，天突穴出痧重，大椎穴出痧不重，表明此次发烧是内热引发扁桃体发炎，此时需要特别注意饮食清淡，以米汤滋阴健脾为主，如果有便秘和口臭的表现，还需要用到通便和消积食的手法。

其实孩子高烧后经常体虚，最好是在家休息观察，而妈妈又把孩子送去幼儿园，很容易再次交叉感染其他的病毒，造成病情的反复，所以保险做法是在家休息。当妈妈用耳温枪测试体温时，已经表明了病在咽喉处，即便不使用温度计，妈妈也要学会用触诊的方法，就是用手来摸，哪里温度高，哪里温度相对不高，这是非常实用的方法。温度特别高的地方直接吮痧，这个效果最直接。

到孩子发烧第四天，妈妈带孩子到医院确诊后才配上吮痧，虽然有点晚，不过结果还好。当高烧不退，热邪极盛时，吮痧使热邪有个出口，这是个非常重要的思路。

4. 病毒感染和细菌感染发烧怎么办？

发烧用西医的检测方法是靠验血报告来说话的。我们听到的有关发烧原因最多的就是病毒感染和细菌感染。如果是病毒感染引起的发烧，需要使用抗病毒药物治疗；如果是细菌感染引起的发烧，则需要抗生素来消炎杀菌。抗生素被广泛应用不到一百年，在战争年代，外伤引发的大面积细菌感染会让士兵们断手断脚，甚至会要了他们的命，所以谁能拥有抗生素则谁的军队作战伤亡率会极大地降低。所以，老一辈人都非常信赖抗生素的威力，觉得这是能保命的灵药。

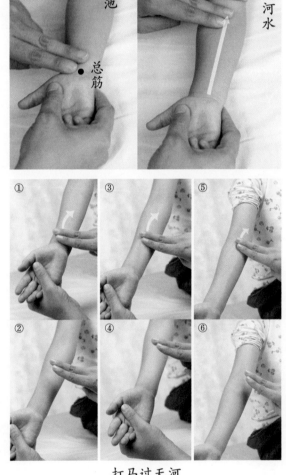

打马过天河

其实，人体自有大药，经络的自我调整能力绝对不容小觑，一般的感冒发烧，其实人体自身绝对有能力进行自我调整和修复。

病毒感染引发的高烧推荐用的推拿手法：清天河水300~500 次，打马过天河20~30 次。双管齐下治疗高烧效果特别棒。

细菌感染引发的高烧建议用退六腑（一般 300~500 次）这个手法，它能退实热。我们看看"炎"的写法不就是两个火把病坐实了吗？虽然中医的辨证方法中没有验血一说，但有一个思路就是持续高热会使血液沸腾，我们称之为热入营血。所以当高热持续不能减退时，可以用这个手法清热凉血。

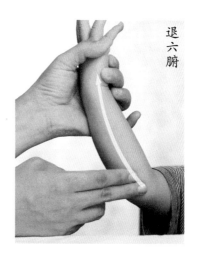

退六腑

当无法分辨到底是病毒感染还是细菌感染的时候，我们也可以将清天河水、打马过天河和退六腑合用，这个比起抗生素来要安全得多。

学员妈妈分享

前段时间，我家宝宝读幼儿园的班里大面积爆发了毒性感冒。我的宝宝也不幸中招，发烧 4 天整，幼儿园班里生病的 25 个大都去医院挂药水了，而我们只吃了一点点抗生素，其实也是我担心多余喂的，这次我们在家里用推拿手法完胜病毒性高烧。总体来讲还是蛮成功的。

这次宝宝刚刚开学一个星期，班里的孩子陆陆续续开始发烧回家。刚开始没觉得有什么问题，初入园时孩子生病很正常。我的宝宝是凌晨 4 点多喉咙有点痛，我给他吮痧，然后做完推拿，他就舒服了，早饭还吃了很多，结果中午就接回来了。因为幼儿园里使用空调，孩子脖子吮痧的位置可能受凉加重，加上班里的病毒交叉感染，结果孩子直接病倒了。

第一天一直低烧，温度一直在 38℃以下，也没做特别的处理，推内劳宫穴，推涌泉穴，温度变化不大，因为知道是病毒性感冒，索性连去医院验血也没去，只是多给宝宝喝水。当晚温度也就 38℃多，宝宝有点头痛，我做了一套外感四大手法，给宝宝重揉了太阳穴。

第二天宝宝温度开始升高，持续 38.5℃，并开始咳嗽。我用的退烧手法是：清天河水，推内劳宫穴，推涌泉穴，清肺经，运内八卦，掐掌小横纹，按揉天突穴，按揉膻中穴，分推肩胛骨，揉肺俞穴，捏脊。那两天宝宝的背很痛，捏脊都痛得哇哇叫，但是也没办法，继续给他捏。晚上的时候温度开始继续升高，39.4℃，给他清天河水，打马过天河，退六腑，蘸水捏脊，一个小时后出了薄汗，温度在38℃，始终无法完全退下去。

第三天早上温度最低，37.4℃。下午2点开始38℃以上，到晚上6点以后39℃以上。看了看宝宝的喉咙，有点红，但扁桃体不肿大，继续用止咳退烧手法。

班级里其他的孩子也在持续高烧，大都去医院挂盐水了。但是我发现学了小儿推拿后淡定多了，不会动不动就去医院。因为宝宝扁桃体红，我就用了2次头孢，但是一点反应也没有。晚上还是做了一套退热手法，这次效果比较好，一小时后孩子开始出汗，退到37.4℃了。

第四天，白天一直很好，温度也没有再升上去，就是持续咳嗽，嗓子依旧有点痛，肺部出现轻微的哨音，开始有点喘了。我又增加了平喘的手法，配合艾灸足三里穴。

具体操作手法是：清肺经，掐揉少商穴，逆运内八卦，揉天突穴，揉膻中穴，分推肩胛骨，揉肺俞穴，捏脊，横捏肺俞穴。艾灸了足三里穴20分钟。

第五天，宝宝已经不发烧了，也不喘了，只是咳嗽还有痰，就增加了止咳化痰的手法。

具体操作手法是：清肺经，运内八卦，按揉天突穴，揉膻中穴，分推肩胛骨，横捏肺俞穴和捏脊。还新加了按揉丰隆穴，因为我记得课上说丰隆穴化痰效果好，所以白天多揉了几次，晚上咳嗽痰少了很多。

这次病程给我的经验是：病毒性感冒发烧会反复，做好准备，给退烧一点时间，切忌心急。

病毒性感冒，发烧只是其中一个最明显的症状，还会伴随咽痛、咳嗽甚至喘息的症状。此时妈妈们就不能单单用退烧手法了。上述案例中的妈妈也是学得很有心得，所以，能不慌不乱地、按部就班地给孩子做处理，在全班大部分孩子都纷纷去医院打针输液的情况下，坚持用推拿给孩子治疗，直到痊愈，值得称赞。

5. 积食性发烧其实处理起来很简单

发烧初期，有的孩子手心热、脚心热，舌苔白厚甚至黄厚，嘴巴也酸酸的、臭臭的。这种情况最多见于积食引起的发烧，单单依靠退烧手法往往不能起效，需要配合消积食的手法。如果还有便秘的问题，最好连通便的手法一起使用。只有中焦积食、下焦宿便都下去了，体温也就下去了。

学员妈妈分享

在孩子小姨的婚礼上，他要当人生第一次花童了。可在这样一个大好日子，孩子发烧了。

前一晚，按照潮汕的习俗，我们聚在新娘家，等新郎来接新娘。孩子特别高兴，吃了各种数不清的糖果，导致积食，变成了这次发烧的导火索。

那日凌晨5点，我觉得好冷，马上起来给孩子盖被子。一摸，孩子全身滚烫。我仔细一看，孩子醒着，眼睛有点泛泪光。我一时找不到耳温枪，手摸感觉接近39℃。

不过我很淡定。因为之前我去上了缘缘老师在广州举办的小儿推拿课，正好有机会可以实践一下上课所学。

5点38.5℃（估计），我给孩子清天河水500次，打马过天河30次，退六腑400次，捏脊15遍并给他喝水。

5点30分，38℃（水银温度计），我继续推拿：推三关500次，揉外劳宫穴2分钟，揉太阳穴2分钟，拿风池穴50次，掐心经10次，掐揉二扇门5分钟。

其实这些发汗手法在这个时候并不算对症，它们适用于着凉发烧。

6点10分，37.8℃（水银温度计），整个白天维持在37.8℃~38.4℃。其实这样的温度喝水就好了，但考虑到当晚要当花童，还是给他多做了2次退烧和消积食的手法。

当晚当花童孩子还是很开心的，和弟弟两个人拿着花篮往前跑，不顾新郎新娘在后面还没迈步。

晚上20点30分，晚宴结束。孩子很累很困，摸起来还有一点低烧。于是我又给孩子清天河水 500 次，捏脊 20 遍，搓工字背 20 次。感觉他还有积食，于是再加揉板门穴 150 次，运内八卦 2 分钟，补脾经 300 次，按揉足三里穴 2 分钟。

第二天孩子起床后 36.5℃，之后就没再烧过。看他的舌头中间有厚厚的舌苔，便便也不通，我按照积食的手法又给他揉了几天，积食和大便都正常了。

这位妈妈在使用退烧手法之余及时处理了孩子的积食问题，很不错。

针对积食性发烧，我常推荐的推拿手法有：

消积食的推拿手法：掐四缝穴 10~20 遍，清胃经 300~500 次，运内八卦 200~300 次，揉板门穴 2~3 分钟。一天可以用 1~2 次。

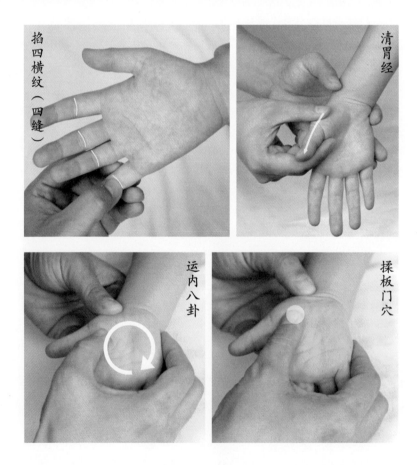

　　泻热通便的推拿手法：清大肠经 500 次，退六腑 300~500 次，推下七节骨 200~300 次，揉龟尾穴 1~2 分钟。

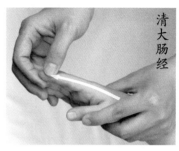

清大肠经

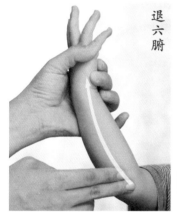

退六腑

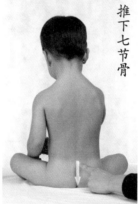

推下七节骨

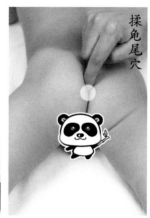

揉龟尾穴

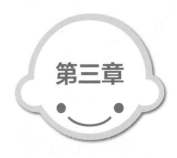

第三章　强壮虚弱的脾胃系统
　　　　——改善过敏问题的根本

健脾和养胃——为孩子打下好的身体基础

　　脾胃为后天之本，气血生化之源。强壮的脾胃系统是身体发育的本钱，反之也可能是诱发各类疾病的根源。古语云："若要小儿安，三分饥与寒。"这句话出自明代医书《万密斋医学全书》，意思很简单，想要孩子平安健康，就不能让他们吃得太饱、穿得太暖。要知道孩子是纯阳之体，新陈代谢旺盛，虽然需要很多营养来支持身体的发育，但如果吃得太多，胃肠道的负担则过大，容易消化不良，伤食则积热，热则伤阴，故体内阴阳失调，这样病就在门口等着了。

 宝宝"脾常不足"

　　宝宝"脾常不足"是什么意思？有哪些表现呢？

我们先来讲讲脾和胃的关系。脾和胃是一对兄弟，他们住在人体的中焦，负责运转营养和传送能量，身体要想发育得好，都离不了他们两个。他们一个负责吸纳，一个负责传送。孩子吃不下，主要是胃的问题；孩子吃了不吸收，主要是脾的传送出了故障。这两个人必须彼此合作，合作好的时候，孩子能吃能喝，能睡能拉。如果合作不好，闹矛盾了，那谁的日子都不好过，严重时孩子就会上吐下泻，也就是我们常说的"脾胃失和"。

由此可见，身体能否正常运转，其实和这两兄弟有密切的关系。

脾开窍于口，其华在唇。所以，如果想知道"脾常不足"有什么表现，从唇色也可观其一二。如果唇色淡而无色，往往预示着脾胃功能虚弱，胃口差，大便细软。如果唇色鲜红，往往预示脾胃功能亢奋，特别能吃，大便粗壮。从孩子的消化吸收功能来看，吃不好、吃多了、吃得不合适就容易引起消化不良、积食、闹肚子。长此以往，孩子就会贫血、发育不良、没力气、脸色差、四肢肌肉松软。缺铁、缺锌、缺钙，怎么办？光吃药不行，脾胃吸收能力跟不上一切都是浮云！

除此之外，还会有秋季腹泻、肠道病毒感染等潜在威胁影响着孩子尚未发育完善的脾胃功能，一旦感染，发病急，常常伴随上吐下泻，高烧不退等症状。

脾为生痰之器，而肺为储痰之器，所以脾胃功能失调还容易导致孩子痰咳不愈、痰涎雍盛。

这些都是"脾常不足"的表现。

什么是胃强脾弱？

我在前两本书写过很多不爱吃饭的孩子该怎么推拿，但是很少提到特别能吃的孩子该怎么办。有些家长可能会不理解，"特别能吃不好吗？我就希望孩子爱吃饭呀！"

脾胃和谐的时候，孩子能吃、能拉，面色红润，长得结实，谁不希望呢？

可是有一些孩子明显就是胃口太好，什么都爱吃。脾的负担加重，有干不完的活，结果呢？营养分解不够，吸收利用不高，怎么吃的，就怎么拉出来了。这样的孩子拉得多，拉得粗，有的便便比大人的还粗，甚至会造成肛裂。所以，太能吃也有苦恼！

怎么办？我推荐大家用以下的推拿手法：

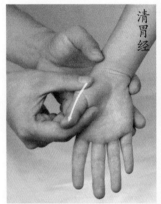

清胃经 300 次。

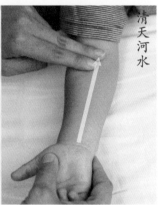

清天河水 300 次。

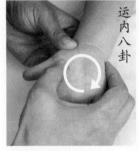

运内八卦 300 次。

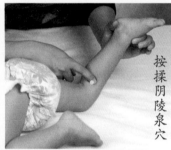

按揉阴陵泉穴 2~3 分钟。

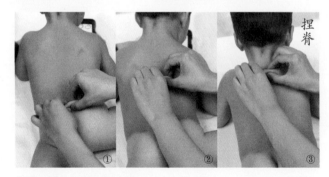

捏脊 5 遍，三捏一提 2 遍。

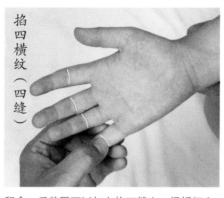
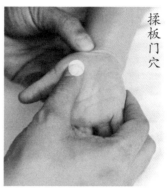

积食、舌苔厚可以加上掐四缝穴，揉板门穴。

三　怎样才能让脾胃和睦相处？

脾胃怎么调和呢？

主要就是捏脊。

捏脊具有平衡
阴阳、调和脏腑的
双向调整能力，无
论虚实、寒热、表
里问题都可以随着
捏脊迎刃而解。所

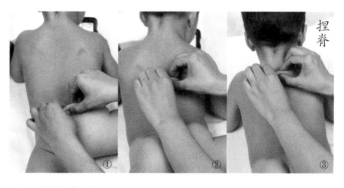

以捏脊不单单对于脾胃失和有特别的好处，它对于促进孩子生长发育都具有无可
替代的作用。讲课 300 多期，我认为捏脊是小儿推拿中最精华、最需要持之以恒
的按摩手法，只要孩子一天没长大，只要他们在我们身边一天，我都建议大家
坚持好这个手法，无论春夏秋冬，只需要注意捏脊时别着凉，别用冰凉的手碰孩
子的后背。

这几年，坚持给宝宝捏脊的家长越来越多，也出来很多文章讲捏脊，有人认
为冬天不适合捏脊，有人认为夏天不适合捏脊，其实在我看来都不对。捏脊的双

调能力绝对胜任任何季节。有人还提出了倒捏脊，认为热重的孩子需要从大椎往下捏脊，否则孩子容易上火和便秘。这种说法我绝不认同，这些文章写出来后，总有一批妈妈从此不敢捏脊了。因为当孩子寒热往来，虚实夹杂的时候，妈妈们就不晓得到底该怎么捏，总是担心适得其反，把这么棒的手法硬生生丢弃了。

通常在给宝宝捏脊前，我建议大家先做触诊，用我们温暖的双手，温柔的抚摸孩子的全后背，把上、中、下三焦都摸清楚，到底哪里热，哪里凉，如果后背是干燥而温暖的，则说明孩子身体的状况不错。之后，可以顺着督脉两侧的华佗夹脊穴从上往下推，也可以边推边揉，这两个手法都可以促进孩子神经系统发育的完善，一般可以推10~20遍。然后，从屁股开始由下往上捏脊。下焦为肾水，孩子发育时伴随肾气不足，由下往上捏脊，可以有助于补益肾气，改善下焦凉、上焦燥热，也就是心肾不交的情形。所以很多宝宝捏脊后入睡变得容易，睡得也更香甜。由下往上捏脊后，再从上往下轻抚脊柱，尤其选择在晚上捏脊的宝宝，这个动作能快速帮助孩子入睡。

推华佗夹脊穴、捏脊、轻抚脊柱可以交替进行。冬天室温如果太低，捏脊时还可以用擦脊柱来预防着凉。

除了晚上捏脊，帮助孩子入睡、改善脾胃功能外，早晨起来捏脊和擦背能快速帮助孩子起床，因为很多宝宝都有起床气，就是早晨怎么都叫不醒，叫醒了也情绪不好，早上本来就时间紧张，难免妈妈也会觉得孩子不懂事，穿衣、吃饭各种不配合。其实早上如果能把上面的手法做一遍，哪怕是妈妈躺在床上把手伸到孩子后背胡乱抓抓、搓搓、揉揉都一样有效。

三百多期课，几万个妈妈都跟我不断地回应坚持捏脊的种种好处，所以亲爱的朋友们，不要再浪费这个宝贵的资源，不单是孩子，全家男女老少都可以捏脊。提醒下，如果是突然头晕，血压飙升，坚持从头往下捏脊20遍，再配合按揉合谷穴、内关穴、足三里穴各2分钟，能缓解颅压过高，改善高血压。

四　如何养脾胃让孩子脸色好起来？

有的孩子面色萎黄，看上去没精神，很多别人家孩子很有兴趣的事情，他都表现得很冷漠。

这种情况该怎么调理呢？说白了还是脾胃功能没发挥好！

用按揉足三里穴改善孩子胃口，用按揉阴陵泉穴增强孩子吸收能力，双管齐下，不怕你搞不定！另外，平时还可以多揉脐、揉中脘，这两个穴位用温灸也很好，特别有益于补气补血，调和脾胃，对于贫血、微量元素缺乏的孩子非常有效。

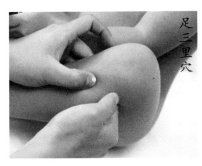
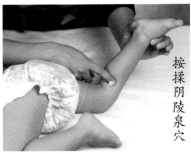

五　家长越焦虑，孩子越容易不好好吃

中医讲"脾主思"，心思重、思虑重的时候，人们会不思饮食，所谓"茶不思饭不想"都是思重伤脾导致的。我记得小时候，谁家孩子长得小巧却机灵十足时，大人们会开玩笑说这孩子的身高都被心思累住了。好像是说吃的饭都去长心眼了，没有用来长个；而谁家孩子个子高，心思单纯，往往被称为"傻大个"，是不是就是光长个没长心眼呢？

心为火，主喜，生脾土，所以心情好时，吃嘛嘛香。心宽体胖，乐观的人胃口都好；悲观的人唉声叹气，有点心事就什么都吃不下！

小孩子没心事为啥胃口也不好，排除身体原因，有没有受到情绪影响呢？

其实是有的，尤其现在很多家长特别重视孩子吃得好不好，甚至有些强迫和焦虑，总认为不能输在起跑线上，从小要从饭桌抓起，越是不吃的孩子，家长越焦虑，也越容易追着喂，求着吃，生怕少一口孩子就输了。更有甚者，一边哭一边喂，就差跪下了。孩子也是一边摇头一边哭，真的不想吃，吃不下。打也打了，骂也骂了，求也求了，孩子死活不吃，饿他也不吃，怎么办呀？

其实，先不说孩子，就说家长，这叫欲速则不达。心是好的，但心态先要调整过来。要知道思重伤脾，你如果一想到要给孩子喂饭了，心里就开始纠结，琢磨着一会儿他不吃该怎么办，愁人呀。别说孩子了，你马上就没胃口了。同样，孩子这边，一想到一会儿怎么又要被妈妈追着喂饭了，我该怎么逃呢？吃饭真没劲，妈妈又要骂我了，我最不爱的就是吃饭……其实他们不是不爱吃饭，不爱的是吃饭的氛围和感觉。

就算家长强行喂进去一碗饭，孩子吃起来心不在焉，磨磨蹭蹭，吃一会儿，玩一会儿，就算是吃进去了，也吸收利用不起来。就像是我们学习，老师讲的是你感兴趣的话题，怎么学都不累，学起来还特别有兴致，学习效率很高。如果讲的是你一点兴趣都没有的话题，坐在那里也都是开小差，学是学了，时间也花了，就是效率差，学习效果也不好。

我们常说孩子肠胃不好，那么肠道和脾胃到底是什么关系？感觉上好像脾胃的下级部门是肠道，可是中医却说，心与小肠相表里，肺与大肠相表里，大小肠到底是谁的属下？从食物进入人体的流程来看，食物先经过胃的粗加工，在胃中变成食糜，再输送到小肠，被充分消化吸收利用，在完成对食物的进一步消化的同时，进行"分清别浊"的过程。所谓分清，就是将食物中的精华部分，包括化生的津液和食物化生的谷气，进行吸收，再通过脾气升清散精的作用，上输心肺，输布全身，供给营养。所谓别浊，就是将食物中的残渣糟粕通过阑门，传注到大肠，排便于体外。小肠"分清别浊"的功能正常，则水液和糟粕各走其道，大小便正常。因此，消化不但是脾胃的工作，也是多个器官鼎力配合才能完成的。

　　所以，为什么一直跟大家提捏脊好呢？因为捏脊的时候会刺激到督脉两侧的膀胱经，而膀胱经中有五脏六腑的腧穴反射点，一个手法便把五脏六腑的腧穴都打通了。

六　孩子便秘怎么调理？

　　很多孩子家长都有这样的体会，就是孩子生病前，生病中，特别容易便秘，很多问题都能扯上便秘！可是，便秘手法有时用着用着就不好用了。到底是怎么回事呢？

　　另外，孩子排便时间长就是便秘吗？便秘最重要的是观察大便的性状，大便如果是黑、干、硬的状态，即便孩子每天如厕，其实也算是便秘的。但如果大便性状成形且软硬适中、颜色土黄，那么即便宝宝两三天一次大便，其实问题都不大。

　　还有为啥有的孩子总便秘，怎么解决呢？

　　关于便秘，从中医辨证来理解其原因，才能更好地确定推拿思路，对症治疗，效果才会更好。孩子便秘很大一部分原因跟饮食结构有关。我们都太爱宝宝了，宝宝爱吃啥，一定满足他。而那些好吃的东西不一定有营养，添加剂还多，很多都属于垃圾食品，但谁让孩子喜欢呢！如此一来，高热量、高脂肪摄入过多，粗纤维摄入不足，大肠蠕动所需要的元素不够，成了孩子便秘的主要诱因。肺和大肠相表里，孩子肺常不足，大肠蠕动力不够，就更加依赖粗纤维来促进肠胃蠕动了。这就是"入口"问题不解决，很难解决"出口"的问题。所以，肉和蔬菜的比例最好是三七分，如果便秘严重最好全素一段时间。这时再配合推拿手法方有疗效。我建议用下面的推拿手法：

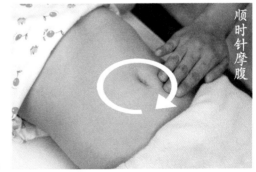

顺时针摩腹

顺时针摩腹5分钟。

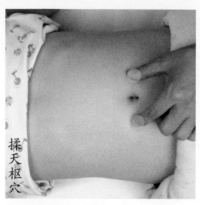
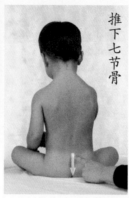
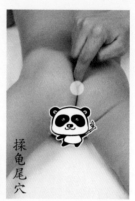

揉天枢穴 100~150 次。　　　　推下七节骨 100~300 次。　　　　揉龟尾穴 100~300 次。

但是很多时候，吃全素的宝宝还便秘，这是为什么呢？

那些肺活量大、中气足的人很少会便秘，因为排便时会借力，用腹部压力推动大肠蠕动，直肠排便。老人和小孩容易便秘，其中有一种情况就是气虚型便秘，其根本原因是中气不足。此时吃再多的蔬菜粗纤维都无济于事，因为没有力气把大便排出来。究其根源，孩子经常生病会导致气虚，气虚会导致便秘，便秘又会导致生病，如此进入了恶性循环。

气从哪里来，怎么补气？给大家一个思路就是补中益气，补中焦脾胃之气，则益肺气。我在这里梳理一下脾和肺的关系，能帮助大家更好地理解。脾五行属土，肺五行属金，土能生金，所以脾为肺之母，那么肺能否有好的发展，就要看"老妈"给不给力了。

我们常说脾胃为后天之本，气血生化之源，除了先天因素以外，后天发展的动力全都靠脾胃来供给。所以，脾胃是根本，不单是为了能吃能喝，更是为了养足这口"气"。

如果脾气虚，肺气一定不足，所以养气首先养脾胃。补中益气的思路就是这么来的，中气足就有底气了，什么都不用怕。那么，补中益元的手法有：

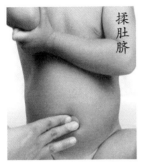
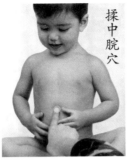
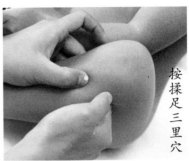

揉肚脐 2~3 分钟。　　　揉中脘穴 2~3 分钟。　　　按揉足三里穴 2~3 分钟。

对于气虚严重的孩子，除了推拿以上三个穴位，还可以一周配合 1~2 次的艾灸，每次累计艾灸时间不少于半个小时。

七　孩子急性腹泻、急性肠胃炎，艾灸调理很给力

急性腹泻、急性肠胃炎与我们常见的感冒一样，不过是肠胃的感冒。一般是由肚腹着凉或者饮食不当引起的。当孩子出现这些症状时，不要慌乱，在推拿的同时配合艾灸，效果会更好。

学员妈妈分享

有一次，白天还活蹦乱跳的欢欢（我女儿的小名）在半夜咳嗽了几声后突然就吐了，把晚上吃的东西全部吐出来了。这突如其来的呕吐把我和我老公都吓坏了，我急忙抱起大哭的欢欢，老公忙着收拾吐脏的被子、床单。好不容易把欢欢哄睡了，可没过半个小时，欢欢又咳嗽了，接着继续吐。就这样整个晚上吐了四次。早上起床的时候欢欢已经吐得精疲力竭了，精神状态很差。我想她可能饿了，就给她煮了麦片吃，她说渴，又给她喝了水。没想到过了几分钟后她忽然说："妈妈，不舒服。"接着又是一阵剧烈的喷射状呕吐，把刚才吃的麦片和喝的水全部吐出来了。

我急忙在杭州班的微信群里求救并私信了缘缘老师。我以为欢欢是东西吃多了，初步判定是积食性咳嗽引发的呕吐。欢欢吐过后昏昏沉沉地想睡觉，我就边抱着她边给她用调理积食性咳嗽的手法推拿。她睡到下午 1 点多，我煮了点粥喂给她吃。情况跟上午一样，又吐出来了。

我们不敢耽误，便先去医院确诊下是什么问题。抽血化验后，医生告诉我们是急性肠胃炎，而且孩子已经因为呕吐严重脱水了。医生给我们配了一些电解质水和急性肠胃炎的药，还告诉我们不要再给她吃任何东西了。从医院回来，欢欢喝了电解质水和益生菌后就睡觉了。

这时我收到了缘缘老师的语音回复，叫我用调理急性肠胃炎的手法给宝宝推拿：反复捏脊，揉掌小横纹（主要针对孩子的咳嗽），按揉天突穴、膻中穴、中脘穴；还建议我们给她吃焦米粥。

我趁欢欢在睡觉就开始推拿了：

揉掌小横纹 2~3 分钟

揉板门穴 300 次

逆运内八卦 300 次

清胃经 300 次

补脾经 300 次

补肾经 300 次

按揉足三里穴 2~3 分钟

欢欢睡觉的时候穿着衣服，捏脊不是很顺利，捏了 5 遍左右就结束了。

第二天晚上，欢欢除了中间起来一次喝了一些水，其他时间都睡得比较安稳，也没有吐过。早上起床，奶奶已经煮好了焦米粥，欢欢吃了几口后说吃不下了要睡觉，倒头又睡着了。这时我摸着欢欢，感觉她的身体发烫，手脚冰冷，我不用温度计都感觉她发烧了。立马蘸水捏脊 20 次，之后她又睡着了。

等到下午的时候我再去摸她的身体，烧已经退了。就这样睡睡醒醒，醒来就喝点电解质水和益生菌，或者吃几口面或者粥，一直睡到了第五天的早上。睡觉的中间我也一直在给她重复用调理急性肠胃炎的手法，但是她连续睡了三天也睡得我心慌慌，我又不淡定地向缘缘老师求助。

缘缘老师回复我说这是小孩脾胃受损后需要休息恢复的表现，没事的，还建议我用艾灸。当天早上我用随身灸在欢欢的肚脐和中脘穴的位置给她艾灸了20分钟后，没想到中午就有了转机，欢欢主动要求我陪她看动画片、看绘本、画画，吃饭也有规律了，就是吃得很少，还主动要求吃鱼，由于她还刚恢复，要忌口，我没给她吃鱼。

虽然孩子精神恢复了一些，但是她走路踉踉跄跄，一点力气都没有，大部分时间都是我抱着她。缘缘老师说给她多按足三里穴巩固下就可以了。

从当天晚上开始，我连续三个晚上给欢欢补脾经300次，补肾经300次，按揉足三里穴1~2分钟。

三天后的早上，听到欢欢一句清脆的"妈妈我起床了"，我知道经历了6天6夜的这场硬仗终于打下来了，我们全家悬着的心也终于放下了。恢复了健康的欢欢每天在家里蹦蹦又跳跳，唱唱又笑笑，我们逗她的一些小动作会让她笑得前俯后仰。让我们全家更惊喜的是，现在她的胃口是原来的两倍，似乎想把前几天没吃的都吃回来，看她吃得这么开心，我们全家心里别提有多高兴呢。

欢欢宝宝恢复后，脾胃功能更加强壮了，这是真的。有心的家长可以查阅我们微信中以前的关于肠胃炎总结的案例分享，用小儿推拿的办法治愈后的宝宝，脾胃功能常常比生病前还强大。虽然经历了一场疾病的洗礼，但孩子的免疫力和脾胃功能反倒得到一次强化和刺激，变坏事为好事！

针对急性腹泻，我常推荐的手法有：逆时针摩腹3~5分钟，揉肚脐2~3分钟，推上七节骨300次，按揉龟尾2分钟。同时还可艾灸肚脐15分钟。

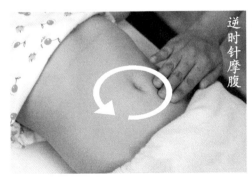
逆时针摩腹

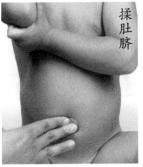
揉肚脐

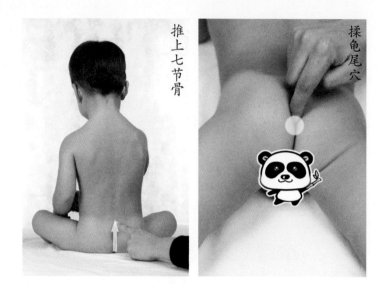

推上七节骨

揉龟尾穴

针对急性肠胃炎，我一般建议的手法是：揉板门穴 300 次，逆运内八卦 300 次，清胃经 300 次，补脾经 300 次，补肾经 300 次，按揉足三里穴 2~3 分钟。

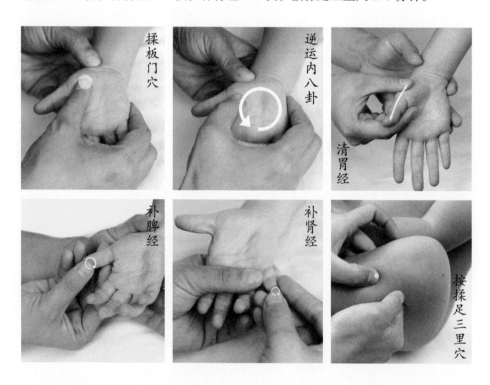

揉板门穴

逆运内八卦

清胃经

补脾经

补肾经

按揉足三里穴

案例中艾灸是在宝宝恢复期才使用的，其实如果能更早用艾灸介入的话，我相信会恢复得更快一些。还有，在急性呕吐几次后，后面一定要禁水禁食几个小时，揉掌小横纹不是治疗急性肠胃炎的必用手法，之所以给妈妈这样的建议也是基于小朋友前面的咳嗽呕吐，这是个非常有效的化痰手法。

孩子此次发病前，妈妈没有跟我详细回顾细节，可能有暴饮暴食的诱因。孩子难免会在过节时吃多、吃杂，此时需要多用揉板门穴和运内八卦来健脾和胃，可以坚持捏脊和按揉足三里穴，以提高整体免疫力，增强脾胃功能。

小结：中医育儿的智慧，心法和信念比技术更重要

在写这本书的时候，我整理了很多妈妈提供的各种案例，看着妈妈们在育儿路上从懵懵懂懂，到越来越豁达，越来越自信和美丽，我内心尤为幸福。很多妈妈表示很感谢我，其实她们更应该感谢自己，在这条路上勤勤恳恳付出的都是妈妈们的爱与坚持。

从妈妈们的来信中，大家可以发现，小儿推拿不仅是一门技术，更是我们笑看一切的信念和心态。小儿推拿的运用不只是让妈妈们在技术层面上展开疗愈，还凝结着更多的生活智慧，而这带给孩子们的，是一份平静的陪伴和拒绝滥用药物的自由。

学员妈妈分享1

我家大宝现在两岁半，从两岁开始就经常生病，发烧、流涕、鼻塞、咳嗽，晚上睡觉也很不踏实，哭闹、夜奶，也着实令我烦心不已。

一次偶然的机会我接触到了小儿推拿。学习的过程中，我纠正了以前对于宝宝发烧的错误理念，以往只要孩子发烧，立马心慌意乱，开始整装待发去医院急诊、验血，孩子折腾、大人受累，全家人仰马翻。现在明白了发烧的真相，也可以自己处理了之后，发现宝宝自己应对发烧的能力越来越强。宝宝最近一次发烧

大概是两周前，我没有做任何处理，宝宝发烧一段时间以后，自行出汗，慢慢体温恢复正常，我实在是惊喜，说明他身体的抵抗能力大大增强了。

在此和大家分享一次完整的推拿经验。

一天晚上我带孩子去商场门口的喷泉玩水，晚上风还是比较大的，孩子弄湿了衣服加上吹风，第二天一早起来，就发烧至38.6℃，伴有流清水鼻涕，舌苔略白，我认为是昨晚受凉引起的，午睡的时候我开始用外感四大手法给他推拿：开天门、推坎宫、揉太阳、揉耳后高骨，各350下。在这儿我想和大家说的是推拿手法是很重要的，就拿开天门来说，点到点的推拿，作用在同一直线上，说起来很容易，做起来其实不易，需要大量的练习，必须从印堂开始推到发际线结束，每一次的路径必须重叠，并且轻柔快速的持续刺激才会有效果，这是我个人的推拿心得，因为两个孩子实操机会多，可以不停地总结经验。按揉耳后高骨如果做得到位，孩子会慢慢出汗，但是这个穴位是有点疼的，一般我做的时候点一下揉三下，不然宝宝很难配合。做完这些我就没有再做什么，主要是解表发汗，如果妈妈们觉得揉耳后高骨宝宝不愿意配合，可以改按揉一窝风，效果不错而且没有什么痛感。

孩子睡醒以后体温在38℃左右，精神非常好。本来是一个小事故，处理一下就可以了，问题是晚餐我有事外出了。爷爷奶奶好久没有见大孙子，就从冰箱里面找出大虾，给孩子做了一顿茄汁大虾，大宝愉快地美餐了一顿。晚上回来我觉得孩子没有我下午走时精神头那么好了，细问之下，才知道是吃过大餐了。

大餐以后，夜间宝宝的体温又开始升高到39.6℃，这回就不是简单的外感了，是在外感时期，身体本身运化缓慢，需要清淡饮食来恢复气机之时，被一顿美味给滞住了，脾胃罢工，食物在中焦脾胃化火熏蒸着五脏六腑，所以体温迅速升高了。当我知道原因就不会那么害怕、紧张了。其实孩子发烧，绝大部分和脾胃运化不好有关。我给孩子推拿了以下几个部位：掐四缝穴，十个手指指节轮流大约20次，揉板门穴、运内八卦，补脾经，按揉足三里穴，摩腹、清大肠经，为了让他把胃里的垃圾尽快排出，我在老师配好的穴方上自己发挥了一下。我又加了蘸水捏脊、清天河水和退六腑。体温没有马上降下来，但是我已经不再担心，因为我坚信我的判断没有错，我就安心睡觉了，大人好好休息也是非常重要的。有些妈妈责任心超级重，孩子生病整夜守着不睡，但是妈妈身体棒棒的才能更好地照顾孩子，不是吗？所以只要手法做到位了，就放心休息吧，孩子应该不会向更恶劣的方向发展的。果然第二天，温度就下降到正常水平了。

然后，最烦心的问题来了，孩子开始咳嗽了。但是我想说，这代表宝宝的肺部很健康啊。老师说，脾胃消极怠工以后，产生大量的湿热，这些湿热就跑到肺里面存起来，但是肺发现了，它也不喜欢这些湿热，就开始通过咳嗽把这些异物排出。如果盲目使用镇咳药水，只能把邪毒逼回体内而不让它有宣泄的机会。镇咳药水治疗的只是我们大人的心病而不是孩子的咳嗽。我们要做的就是抓住根本：强化脾胃，再加上对咳嗽的处理。就像老师之前提到的咳嗽三部曲，我们现在达到中期了，所以既要强化脾胃，让其恢复运转，又要恢复肺的宣肃，让它不受其他脏器所累，恢复功能。我所做的穴位是根据他的情况和症状慢慢变化的，没有完全照老师书上硬套，不过效果还是不错的。

大宝用了六七天恢复了，咳嗽慢慢变少、大便慢慢变好、舌苔也越来越好，往正常的轨道上面运转了。温度我都没怎么去量，因为发烧本身不是生病，它是孩子体内正邪作战的结果而已。

三分治七分养，孩子的养育需要健康的心态和理念，推拿是我们的手段，以备不时之需，真正养育好孩子还是要靠和谐的家庭氛围和正确的养育理念。

学员妈妈分享 2

我儿子现在 1 岁 10 个月，各项发育指标都超级正常，哪怕他湿疹、荨麻疹、支气管炎、变异性哮喘什么乱七八糟的病都遇上了，但在我眼中他就是一个比较健康的宝宝。

还记得孩子人生第一次高烧是七个月的时候，伴随小儿急疹。由于我怀孕时期已对自己打过预防针，也看过大量的科学育儿书籍，所以即使孩子发高烧，只要精神状态还好，我就坚信孩子能打赢人生的第一仗！当然最后敌不过我老公，还是去扎手指排查了一下没有其他问题，确定只是病毒感染引起的高烧伴随小儿急疹，我就放心地回家喝水睡觉去！果然三天不到，宝宝就又生龙活虎地满地爬了。

我想说，妈妈的心态真的很重要！宝宝觉得自己和妈妈是一体的，所以妈妈焦虑宝宝只会更不安，负面情绪在任何情况下都没有积极作用，所以必须端正心态，认清自己的角色。但大家不要误会，无论是推拿还是艾灸，都只是起辅助作用，推拿和艾灸只能帮助宝宝激发他们自身的免疫系统，把阳气扶好了，把本固好了，抵抗力自然就上去了，最终战胜疾病的还是宝宝自己！

　　儿子7月份的时候发烧没有让我惊慌失措，但是那次咳嗽很严重，已经到喘的地步了，没想到我也有不淡定的时候。我记得那天带着儿子去医院检查，医生说是支气管炎，要打消炎针吃消炎药，我一听还没到肺就放心了，于是回家先给宝宝一个大大的"香吻"——吮痧。大椎出痧不严重，估计寒气已处理得差不多了。扁桃体外方和天突穴出痧严重，膻中穴不出痧，而且扁桃体外方比天突穴严重。我判断病毒应该还没走深，还在上呼吸道。等宝宝睡着了以后，我就把从老师书里学到的所有手法用了一遍，懂多少用多少。做完以后宝宝一整夜都睡得很踏实，连鼻音都没有，第二天更是神奇地不怎么咳嗽了。简直是"一夜地狱，一朝天堂"的感觉。全家人都不得不承认这是推拿的功劳，但开心之余，问题其实还没有得到彻底解决，我本来以为他快要好了，谁知道咳嗽一直断断续续从不间断，不是睡觉前咳，就是早上一起来咳，而且感觉鼻子也越来越塞，有时候睡觉甚至要用嘴巴呼吸。我就开始怀疑他可能是腺样体肥大导致的咳嗽，我排除宝宝是鼻炎，因为他鼻子是干的，我用电筒照着也没有鼻屎，但看到好像有点肉突出来，但医生说了，一般2岁前是很少会腺样体肥大的。我就在这种似懂非懂的状态下度过了两个月，也几乎没有一天听不到宝宝的咳嗽声，我们百思不得其解。

　　缘缘老师不光教给我们穴位和手法，更重要的是教会了我们如何辨证，如何思考。当我知道肾不足会导致久咳、头发疏黄、牙齿问题等的时候，我突然意识到孩子长期咳嗽是因为肾气不足，当天晚上捏完脊后我就给儿子补肾经，温热肾俞，就做了两个晚上这个手法，没想到第三天，一直跟随儿子将近三个月的咳嗽就这样消失了！

　　此外，我一直分不清我儿子到底是腺样体肥大还是鼻甲肥大，反正睡觉的时候鼻子就呼哧呼哧地响，经常要张开嘴巴呼吸，我好几次用手帮他把嘴巴合上，他就立马透不到气醒了，后来得知了腺样体的问题要结合滋阴的手法，我就抱着试试看的态度先用滋阴的手法处理了一下。

先擦鼻翼，能擦多久擦多久，按迎香穴，这个能坚持 50 下就很好了，一般 30 下我儿子就要乱动；然后是拿风池穴和按揉耳后高骨，通常前三个手法可以把鼻子先打通；再然后是按揉二人上马穴 3 分钟，太溪穴 5 分钟，推涌泉穴 300 下，有时间的话再按一下廉泉穴。没想到大概两周左右的时间，突然间有一天晚上我就发现我家宝宝睡觉不再张开嘴巴了，而且鼻子声音也小了，只剩下一点点的貌似熟睡后的呼吸声，我知道"革命尚未成功"，还要坚持一段时间，但起码这个效果已经很明显了，心里充满感恩！

推拿真的帮了我不少的大忙，不仅让我这个妈变得淡定从容，更有耐性和包容心，最最重要的是让我儿子少遭很多罪。这也让我深刻感受到父母的智慧和信心是孩子生病时的强大后盾，比技术更重要！

每个妈妈自己成为孩子的贴身保健医生后，推拿的手法可以根据孩子的需要而增减，就像上述案例中的妈妈在运用这些穴位的时候，已经不再拘泥于我的书里面给出的建议，学会了随症加减，有了自己的体会和心得。

她的分享中我最乐于见到的是，将小儿推拿结合正确的中医育儿理念，能大大地提升推拿的效果！兵家征战，不在于一池一城的得失，战略理念比细节技巧往往更为重要。要能做到面对孩子生病而放下焦虑、气定神闲地把心中学到的知识运用得当，则需要非常大的信念和勇气！

食疗篇

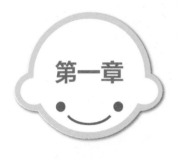

第一章　食物营养多样化，过敏的孩子别担心

食材推荐：绿豆、红枣、红枸杞、金针菇、胡萝卜

　　绿豆：绿豆不但具有食用价值，还具有良好的药用价值。其蛋白质含量是粳米的 3 倍，维生素和钙、磷、铁等元素的含量都比粳米丰富。到了夏季，喝绿豆汤能补益肠胃，清肠胃之热，消除炎症，治疗溃疡。除了解暑除烦热，还有增进食欲、降血脂、降低胆固醇、抗过敏、解毒、保护肝脏的作用。

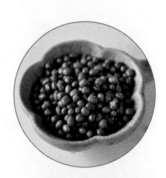

　　红枣：红枣中含有大量的抗过敏物质——环磷酸腺苷，因此，过敏者多吃红枣有好处，水煮、生吃都可以。古代医学家张仲景在《伤

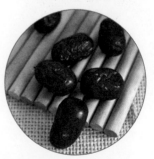

寒杂病论》中用红枣的药方就有 58 种，例如黑木耳 50 克加红枣 30 颗炖熟，有治疗过敏性紫癜的功效。皮肤过敏的人可每天用 10 克干红枣加水煮熟，连水带枣一起吃掉，有抗过敏的作用。红枣含糖量高，性偏湿热，所以有蛀牙并且经常牙痛、便秘的儿童不适合吃。

红枸杞： 枸杞自古以来就是补肾圣品。含有丰富的胡萝卜素，维生素 A、B_1、B_2、C 和钙、铁等眼睛保健的必需营养。食用枸杞既有补肾的功效，同时也能有效提高机体免疫力。坚持食用，可以改善过敏体质。儿童食用枸杞每次应不超过 10 克，成人 20 克为宜。

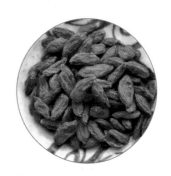

金针菇： 研究发现，经常食用金针菇有利于排除重金属离子和代谢产生的毒素、废物，能有效增强机体活力。金针菇的菇柄中含有一种蛋白，可以抑制哮喘、鼻炎、湿疹等过敏性病症，没有此类疾病的人也可以通过食用金针菇强化免疫力。

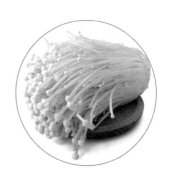

胡萝卜： 专家发现，胡萝卜中的 β - 胡萝卜素能有效预防花粉过敏症、过敏性皮炎等过敏反应。而胡萝卜素在体内转化成维生素 A 则可以保护和增强上呼吸道黏膜和呼吸道上皮细胞的功能，从而抵抗各种致病因素的侵袭。春季容易过敏的孩子，可以将胡萝卜和苹果一起蒸熟吃，每周吃 5 个苹果也有助于改善肺功能，缓解由过敏所引起的呼吸困难症状。

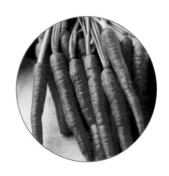

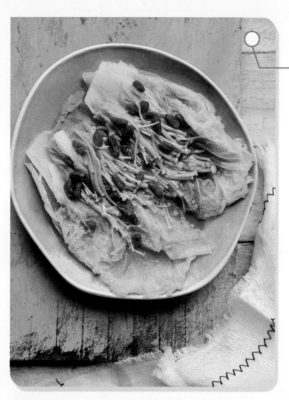

枸杞金针菇清蒸娃娃菜+莲子茯苓赤豆祛湿健脾汤

枸杞金针菇清蒸娃娃菜

食材

娃娃菜 100 克

金针菇 60 克

中宁免洗枸杞 1 大勺

初榨橄榄油 1 大勺

生抽 1 大勺

做法

1　将娃娃菜洗净，去掉根部，取嫩叶平铺在盘中。

2　将金针菇切去根部，清洗干净，稍稍沥干水，放在娃娃菜上。

3　撒上 1 大勺中宁免洗枸杞。

4　把蒸锅加水烧开，放入已经配置好金针菇和枸杞的娃娃菜，大火蒸 10 分钟。

5　在蒸好的娃娃菜上均匀淋上一勺生抽和橄榄油即可。

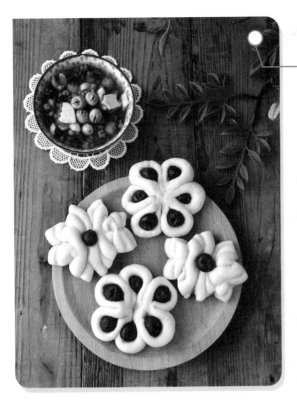

莲子茯苓赤豆
祛湿健脾汤

🍴食材

红豆 20 克

茯苓 20 克

建宁莲子 20 克

薏仁 15 克

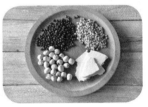

🔥做法

1　将茯苓、赤豆、薏米提前用温水浸泡 2 个小时，莲子用建宁通芯莲，不用浸泡即可用。

2　将所有食材洗净放入炖锅中，加 600 毫升水大火煮开，再转小火煮 1 个小时。

3　最好在前一天晚上将所有食材放入电高压锅或焖烧锅中，煮好后自动保温一晚，早上起来连汤带食材一起食用。

🍳营养加油站

1　孩子湿困脾胃不仅会影响消化吸收，还可能导致过敏。因此，平时肥甘厚腻的食物、甜点、虾、蟹等应让孩子适当少吃，如果孩子湿气重，不爱吃饭，容易出湿疹，可以做这道健脾祛湿汤给孩子喝，因为加了莲子、茯苓和山药，中和了薏米的寒性，不仅祛湿更能健脾和胃，促进消化吸收。

2　《黄帝内经》讲脾与湿气是对好朋友，因"脾主运化"，脾虚了，湿气就会加重，湿气重又会导致脾虚，所以要祛湿，还需健脾。在《本草纲目》里也介绍了调理湿邪、健脾和胃的芡实薏仁粥，将薏米仁炒到微黄，与芡实、赤小豆各 5 克用热水浸泡两小时，洗净后加水煮一小时即可食用。

晚餐建议　小米南瓜饭+腐竹黑木耳炒胡萝卜丝+菠菜肉丸汤

爱心土豆牛肉饼＋南瓜浓汤

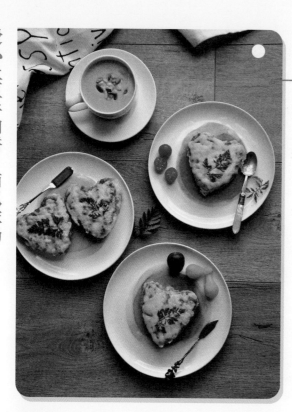

爱心土豆
牛肉饼

🍴食材

牛里脊肉 100 克

鸡蛋 1 个

胡萝卜 1 根

大土豆 3 个

洋葱半个

马苏里拉芝士 20 克

番茄酱适量

生抽 5 克

黑胡椒少许

🍲做法

1　胡萝卜切丁，洋葱切丁，牛里脊剁碎成肉末备用。土豆削皮切小块蒸熟或煮熟。

2　土豆用勺子压成泥，放入保鲜袋用擀面杖压会更细腻。

3　将土豆泥均匀铺在爱心模具底部，撒入胡萝卜丁、洋葱丁。

4　牛肉末中放入鸡蛋、生抽、1 克盐、现磨黑胡椒，用筷子朝一个方向搅拌均匀。

5　将肉糜继续铺在爱心模具上。

6　烤箱调至 180℃预热 10 分钟，将牛肉饼放入烤箱烘烤 10 分钟。

7　取出烤盘，在牛肉饼上均匀撒一层马苏里拉芝士，放入胡萝卜叶子装饰。

8　继续 180℃烘烤 3～5 分钟脱模即可。

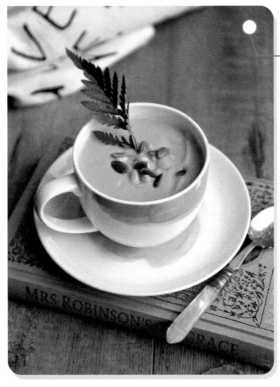

 南瓜浓汤

食材

老南瓜 200 克

橄榄油 1 勺

蒜瓣 4 粒

牛奶或淡奶油 50 克

盐 3 克

做法

1　红皮老南瓜连皮带籽切块蒸熟。

2　平底锅放 1 勺橄榄油，炒香蒜瓣，连同油一起倒入料理机或破壁机。加入熟南瓜，高速搅拌 1 分钟成细腻的南瓜泥。

3　倒入牛奶或淡奶油，撒盐继续高速搅拌 1 分钟，盛出后撒黑胡椒即可。

爱心贴士

1　奶酪一定要选可以拉丝的马苏里拉奶酪。

2　土豆要选择新鲜的，发芽、皮发绿的都不要给孩子食用。

营养加油站

1　土豆对脾胃虚弱、消化不良、大便秘结有食疗作用，也是极佳的碳水化合物来源。加入胡萝卜、洋葱、优质蛋白质牛肉，还有孩子都爱吃的芝士，营养满分。

2　老南瓜连皮带籽打成泥能补充更多的矿物质锌，能改善食欲，促进儿童生长发育。丰富的类胡萝卜素、南瓜多糖能提升免疫力，对维持正常视力、促进骨骼发育都有重要作用。

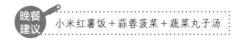

晚餐建议　小米红薯饭＋蒜蓉菠菜＋蔬菜丸子汤

胡萝卜芦笋蒸鸡排＋绿豆海带汤

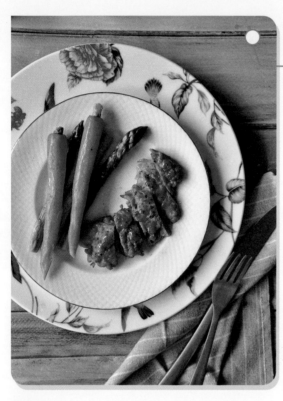

胡萝卜芦笋蒸鸡排

🍴食材

迷你胡萝卜 2 根

芦笋 5 根

鸡腿 1 个

蚝油 3 克

盐 2 克

橄榄油 1 小勺

黑胡椒适量

♨做法

1 鸡腿去骨，连皮展开，皮朝下，用刀背轻轻将鸡肉剁至松散。

2 鸡肉上加一小勺蚝油，撒入盐、黑胡椒，用手抹匀，按摩 2 分钟后倒入一小勺橄榄油再腌制 10 分钟。

3 蒸锅中放入迷你胡萝卜、鸡排，大火蒸 15 分钟。

4 最后把鸡排切成长条状搭配蔬菜食用。

爱心贴士

1 这道菜可以作为早餐搭配米粥、面条，也可以作为午餐或晚餐单独给孩子食用。

2 鸡肉加入调料按摩后再抹一层橄榄油可以更好地锁住肉汁，让味道更为鲜美。

3 如果孩子有过敏性皮肤病，在治疗期间的饮食需要注意尽量不吃鱼、虾、牛奶等食物，鸡肉相对是比较安全的。

🥕营养加油站

很多妈妈担心吃鸡蛋过敏的孩子，吃鸡肉也会过敏。其实孩子主要是对蛋白过敏，可以先停一段时间不要给孩子吃。而新鲜的鸡肉脂肪含量低，蛋白质吸收率高，比海鲜类的白肉更适合过敏儿童，补充优质蛋白质的同时还不会增加风险。有过敏史的儿童请筛查过敏原或咨询医生后再决定是否食用。

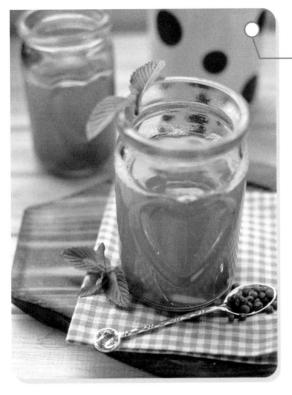

绿豆海带汤

食材

干海带 30 克　　绿豆 200 克
冰糖 10 克

做法

1 干海带不要刮掉上面的白色物质，直接在冷水中泡发后切成条状。绿豆放冷水中浸泡 3 小时。将海带和绿豆一同放入大汤锅或不锈钢锅中，加入 1500 毫升的开水，大火煮开。

2 继续煮 6 分钟左右，盛出一碗绿豆汤，剩下的中火煲半个小时左右，记得随时搅拌以免锅底煮糊。

3 当绿豆差不多软烂后，加入冰糖，小火再煮 10 分钟即可。

1 汤方中也可以加入 5 克陈皮同煮，陈皮性温和，可以祛绿豆的寒毒，能理气，祛身体燥湿，还能增加糖水的风味。

2 绿豆的清热之力在皮，所以说为了清热，煮绿豆汤时不要久煮。大火第一次煮开后 6 ~ 8 分钟，可以盛出一小碗单独喝汤解暑热，对口舌生疮、喉咙肿痛很有效。之后再熬煮到豆子、海带软烂后连同所有食材一起吃下，这样清热解毒的功效都能发挥到最大。

3 避免用铁锅煮绿豆汤，因为绿豆中类黄酮与金属铁离子发生反应，会干扰绿豆的抗氧化及食疗功效。

4 寒凉体质，正在腹痛腹泻的儿童不建议食用此汤。

营养加油站

绿豆海带汤是夏季的健康饮料。海带表面上有一层略带甜味儿的白色粉末，是极具医疗价值的甘露醇，具有良好的利尿抗菌作用。绿豆可用于治疗高血压和小儿夏天痱子密集、痰热咳嗽等症，也适合身体湿热者。

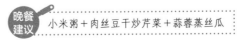

晚餐建议　小米粥＋肉丝豆干炒芹菜＋蒜蓉蒸丝瓜

胡萝卜蔬菜卷饼＋芦笋土豆汤

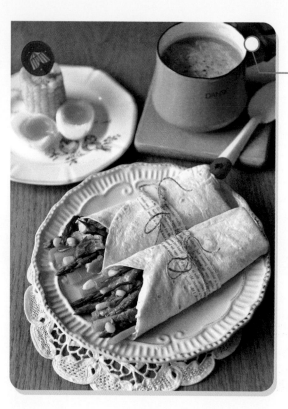

胡萝卜蔬菜
卷饼

🍴食材

胡萝卜 50 克

芦笋 6 根

玉米粒 20 克

紫甘蓝 15 克

猪腱肉 50 克

生抽 5 克

白糖 3 克

盐 3 克

自制番茄酱 1 勺

🍳做法

1 小汤锅中放入猪腱肉，加入水稍稍盖过肉，倒入生抽、白糖、盐煮开后小火再焖煮 45 分钟（煮熟的肉类可放在头一天晚上备好）。

2 胡萝卜切长条和玉米一同煮熟，芦笋沸水中烫 1 分钟取出，紫甘蓝切细丝。

3 卷饼中抹适量番茄酱，加入胡萝卜条、芦笋、猪腱肉条，再加入甘蓝丝、玉米粒，然后将卷饼裹好即可。

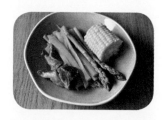

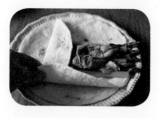

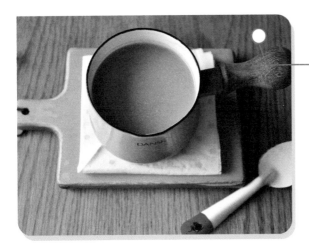

芦笋土豆汤

食材

芦笋 10 根　　　小土豆 2 个
水 100 克　　　盐 2 克

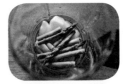
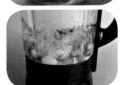
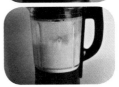

做法

1　土豆削皮切块，芦笋切断和土豆块一同放入破壁机。

2　加入适量水或牛奶，撒入盐。

3　按破壁机或料理机浓汤键，慢慢沸腾煮熟食材。最后高速
　　搅拌，23 分钟左右即可做出细腻柔滑的浓汤。

4　盛出后撒上黑胡椒即可食用。

1　肉类还可以选择牛肉、鸡胸肉，孩子爱吃的可以常换着花样吃。

2　没有破壁机可以选手持搅拌棒，搅拌煮熟后的食材一样可以做出细腻的蔬菜
　　浓汤。

3　选芦笋时可稍稍掐一下尾部，一掐即断的说明新鲜、水分足。鲜芦笋可烫熟
　　后凉拌，也可快火急炒。每天早晚各食用芦笋汤一次，连续 5 天，对湿疹、
　　皮炎、荨麻疹有一定辅助治疗功效。

营养加油站

　　妈妈们就按照这样的方法为不爱蔬菜的小朋友变着花样做早餐吧，多彩的蔬菜能提供丰富的维生素 A、C，矿物质钙、铁也不缺，翠绿的土豆芦笋浓汤就是营养素的大宝库，单独配一片小面包，当下午点心也很好。

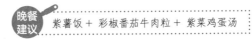

晚餐建议　紫薯饭 + 彩椒番茄牛肉粒 + 紫菜鸡蛋汤

第二章

孩子咳嗽怎么办？止咳化痰又养肺的食谱不能少

食材推荐：白芝麻、陈皮、川贝、银耳、南杏、雪梨

　　白芝麻： 芝麻含有人体所需的多种营养素，其含钙量为牛奶的 2 倍，维生素 A、D、E 也极为丰富。芝麻中的大量脂肪，较多的卵磷脂，对皮肤、头发保养皆有益处。生白芝麻 15 克，冰糖 10 克，一同放入碗中，开水冲服，具有润肺生津的功效，治夜咳不止，咳嗽无痰。

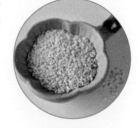

　　陈皮： 陈皮能理气，祛除体内的湿邪，调整脾胃功能。心肺系统的疾病，如上呼吸道感染、痰多咳喘、胸闷；脾胃不适如胃痛、消化不良、呕吐等，都能用陈皮食疗。

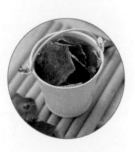

　　冬季如果有些小感冒，马上用陈皮煮粥，不仅能化痰止咳，对抗感冒，还暖胃。支气管炎或老是咳嗽有痰，又查不出炎症的人，就要常用陈皮泡水清清嗓子，喝上几

周就能改善。对小儿夜咳的帮助也很大。

川贝：川贝性味苦、甘、凉，入肺经。具有止咳化痰、清热散结、润肺的功效。但若是寒性咳嗽，服用川贝粉就如"雪上加霜"。热症咳嗽共同特点是咳出的痰稠色黄。燥热所引起的咳嗽表现为口干，痰少稠黏、色黄，咽痛，或伴有发热、头痛等症状，选用川贝粉确有良效。如果口淡不渴、咽痒，以晚间咳嗽为主，痰稀色白的寒症咳嗽和虚症咳嗽则不适宜用川贝食疗。

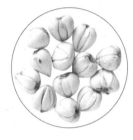

银耳：银耳味甘、淡、性平、无毒，既有补脾开胃的功效，又有益气清肠、滋阴润肺的作用。既能增强人体免疫力，又可增强肿瘤患者对化疗、放疗的耐受力。富含天然植物性胶质，是可以长期服用的润肺养肤佳品。选购时尽量不要选颜色惨白，带有刺鼻酸味的"漂亮"银耳，正常无硫黄熏蒸的银耳干品应该是金黄色，带着植物天然的清香。

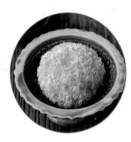

南杏：南杏含丰富蛋白质、植物脂肪，治虚劳咳喘、肠燥便秘，偏于滋润，治肺虚肺燥的咳嗽更为有效。做儿童食谱时，注意选购南杏仁，而不要买具有一定毒性的北杏仁。南杏仁颗粒较大，形状多为桃心、扁圆形，仁衣呈浅黄略带红色；北杏仁也属于桃形但是饱满度不如南杏仁，颗粒也小很多，应慎重挑选或直接到正规药房购买罐装南杏仁。

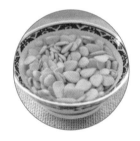

雪梨：雪梨味甘性寒，具有生津润燥、清热化痰、降低血压的功效，特别适合秋天食用。雪梨可以生吃，也可以蒸煮，还可以做成汤和羹。但是雪梨性寒，一次不宜多吃。尤其是脾胃虚寒、腹部冷痛和血虚者，不能多吃。

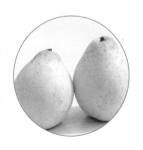

彩虹土司＋雪耳紫薯杏仁糊

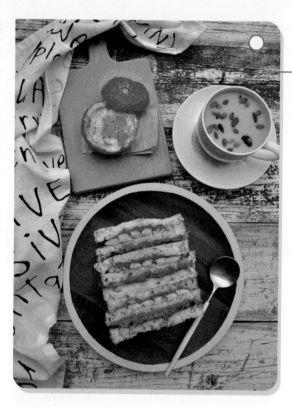

彩虹土司

🍴食材

全麦土司 4 片

牛油果 1 个

甜菜根鹰嘴豆泥酱适量

沙拉菜叶片适量

番茄 1 个

马苏里拉芝士 15 克

鸡蛋 1 个

☕做法

1 黄豆、南杏仁、银耳提前一晚浸泡好。

2 第二天一早将银耳根部剪掉，叶片撕碎，紫薯切丁，和所有食材一同放入破壁机或豆浆机。

3 加入 1200 毫升清水。

4 按米糊键等待 23 分钟左右，倒入杯中随意撒一些枸杞和南瓜子仁即可。

5 同时做番茄盅，切盖掏出番茄肉，放入鸡蛋，撒奶酪丝，160℃烘烤 15 分钟。

6 牛油果切片，提前准备好甜菜根鹰嘴豆泥酱，全麦土司抹一层酱，加入牛油果片，放上沙拉菜叶，叠上一片土司稍微按压一下。

7 再用相同方法做另两片吐司，最后从中间均匀切开排列好就是漂亮的彩虹土司。

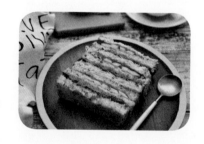

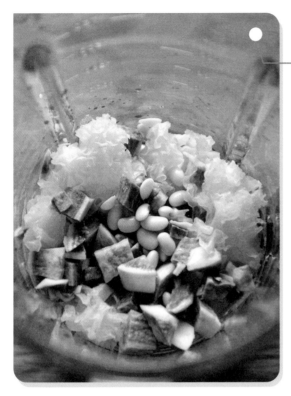

雪耳紫薯
杏仁糊

🥄食材

非转基因黄豆 50 克

南杏仁 30 克

紫薯 100 克

银耳 1 朵

枸杞、南瓜子仁适量

爱心贴士

1 如果买不到甜菜根可以用甜菜根粉
或草莓粉等色泽艳丽的可食用性干
燥粉代替。

2 鹰嘴豆泥酱可以用一般果酱或沙
拉酱代替，或者涂抹酸奶油、搭
配色泽漂亮的红绿色蔬果。

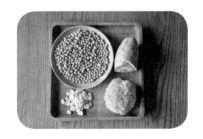

🥑 营养加油站

1 牛油果近来尤其受欢迎，它富含多种矿物质、植物纤维，不饱和脂肪酸的含量高达80%，保护眼
睛和皮肤的同时还能益智健脑。

2 雪耳紫薯杏仁糊是为经常咳嗽或夜咳干咳的孩子搭配的营养糊。银耳滋阴润肺，紫薯富含膳食纤维和
花青素，南杏仁止咳喘、通便，再加入植物蛋白丰富的小黄豆，适合换季和雾霾天气时全家饮用。

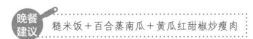晚餐建议 糙米饭＋百合蒸南瓜＋黄瓜红甜椒炒瘦肉

山药和田枣麦仁米粥 + 清炒紫甘蓝

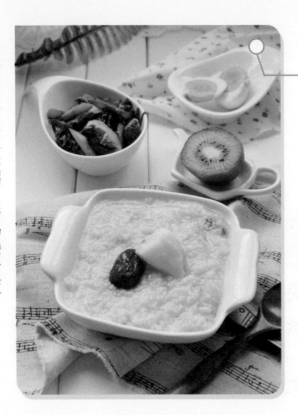

山药和田枣
麦仁米粥

 食材

铁棍山药半根
和田枣 4 颗
麦仁 30 克
大米 50 克
鸡蛋 1 个

做法

1 铁棍山药削皮在淡盐水中浸泡一下,防止氧化,麦仁、大米淘洗后同和田枣、
  山药一同放入电炖盅,加入 5 ~ 6 倍的水,晚上预约好时间煮粥,次日早
  上热腾腾的粥开锅就可以吃了。

2 小锅中放入鸡蛋,冷水,水开后煮 3 ~ 4 分钟鸡蛋的口感最好,且有利于
  消化。

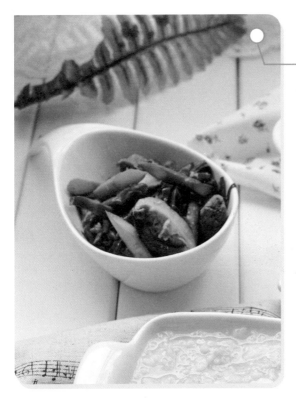

清炒紫甘蓝

食材

紫甘蓝 1/4 颗
芦笋 4 根
蒜瓣 3 粒

做法

紫甘蓝切丝，芦笋切段，平底锅加橄榄油大火急炒 2 分钟，加一些蒜粒翻炒马上出锅。

爱心贴士

1 尽量不要让正在咳嗽的孩子吃寒凉的水果，可以蒸苹果或者雪梨给孩子食用。

2 紫甘蓝可以搭配各种沙拉生食，烹饪的话尽量切细一些，大火急炒 2 分钟即可关火，以免维生素损失过多。

营养加油站

1 麦仁为全麦谷物颗粒，含有麦类谷物的全部营养成分。软麦仁的麸质蛋白含量较低，会被碾磨成带皮面粉。而硬麦仁麸质蛋白含量较高，会被碾磨成普通的、营养丰富的面粉。挑选时可以比较一下蛋白质的含量。

2 紫甘蓝是十字花科抗氧化蔬菜家族中的成员，能提高人体免疫力，缓解关节疼和杀菌消炎，例如咽喉疼、外伤肿都可以食用甘蓝汁来缓解症状。在感冒高发的冬春季节，也应当经常吃紫甘蓝。同时还能促进骨骼发育，防止骨质疏松，有利于儿童生长发育和老年人骨骼健壮。它丰富的硫元素，对于各种皮肤瘙痒、湿疹等疾患具有一定疗效，对维护皮肤健康也十分有益。

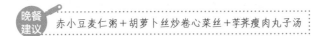
晚餐建议 赤小豆麦仁粥＋胡萝卜丝炒卷心菜丝＋荸荠瘦肉丸子汤

枇杷百合银耳润肺甜汤

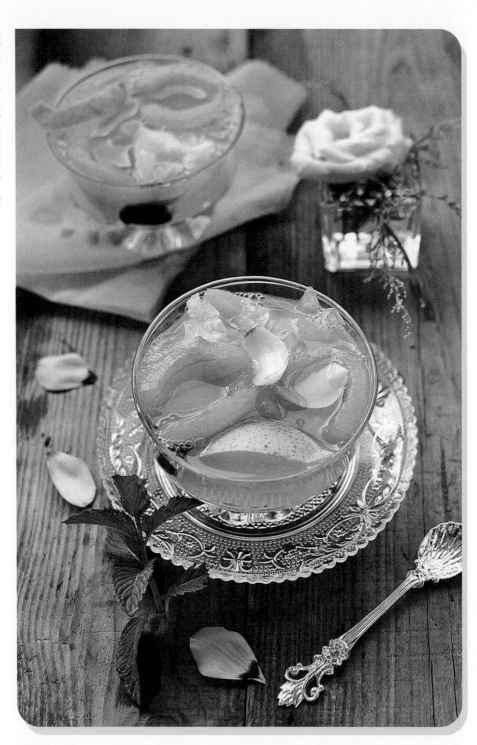

食材

枇杷 2 颗
雪梨 1 个
银耳 1 朵
百合干 30 克
冰糖 1 块
枇杷蜂蜜一勺

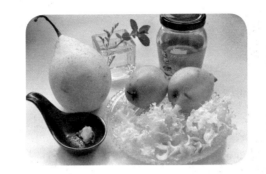

做法

1 将银耳、百合干放入清水中浸泡至少 1 小时。

2 将泡发后的银耳黄色的根蒂剪掉，撕成小朵，同百合干一起放入锅中，加入足量清水煮开。再调小火熬煮 1～1.5 小时，至银耳黏稠软烂。

3 枇杷切开小口，将皮剥离，枇杷如何剥开皮最方便呢？只需要用大勺子从上至下，轻轻刮表面就好了。切成两半后，取出枇杷核备用。

4 将雪梨洗净，连皮切成小块，放入煮好的银耳汤中，同时放入枇杷，开中火，煮至沸腾。

5 最后放入冰糖，保持略微沸腾状至冰糖融化即可关火盛汤。不放冰糖的话也可在甜汤常温时，淋入一勺润肺止咳的枇杷蜂蜜，搅拌均匀即可。

1 枇杷除了煮糖水，还能制成水果罐头、做果酒，同雪梨熬煮成枇杷膏既能润肺又能止咳。枇杷粥、枇杷糖水，风味都极其诱人。

2 因为枇杷可以直接生吃，所以煮糖水时可以跟冰糖一起放入，冰糖融化差不多就可以关火了。

营养加油站

1 枇杷全身皆是宝，果实中含有机酸，能增进食欲、帮助消化吸收、止渴解暑。所含苦杏仁苷成分能润肺止咳、祛痰。

2 银耳富含胶质，同时有清肺润肺功效，其丰富的纤维质还有利肠道。

3 百合具有明显的镇咳、平喘功效，能有效提高肺部免疫力。每周吃3次百合可以滋补因劳累过度而受损的肺功能。百合银耳甜汤，适合夏秋季节长期饮用。

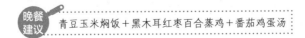

晚餐建议 青豆玉米焖饭＋黑木耳红枣百合蒸鸡＋番茄鸡蛋汤

罗汉果川贝雪梨盅

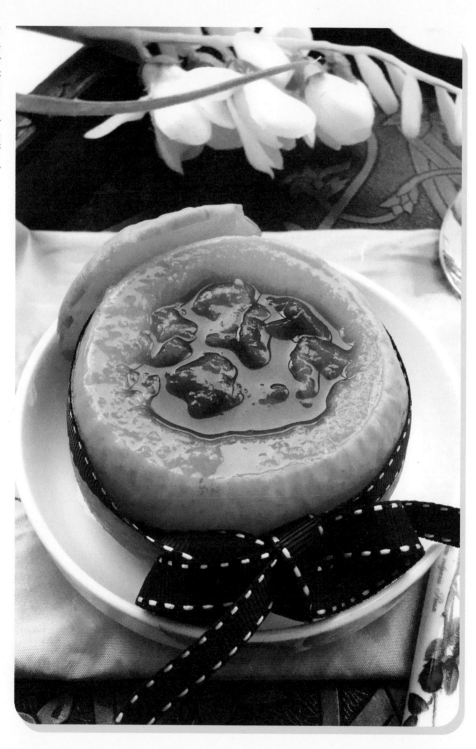

食材

雪梨1个
川贝粉1克
罗汉果半个

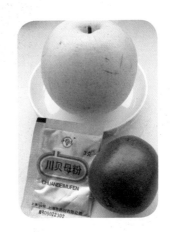

做法

1　雪梨彻底洗净，顶部切下当成盖子。

2　用汤勺挖空雪梨内核，变成一个容器。

3　取一半罗汉果肉放入雪梨中。

4　倒入1克川贝母粉，放入冰糖一小块。

5　盖上雪梨盖子，放入蒸锅蒸制1小时即可食用。

爱心贴士

1　容易上呼吸道感染的儿童平时应经常吃新鲜蔬菜瓜果，以确保维生素A和C的需求。富含维生素A的食物如胡萝卜、南瓜是不可少的，获取这些营养素都有保护呼吸道黏膜的作用。

2　雪梨盅加了罗汉果非常甜润可口，完全可以掩盖川贝的苦味，宝妈们尽管放心，孩子会欣然接受的。梨皮不削掉，是为了方便用勺子将里面炖烂的雪梨肉连同罗汉果的汁一起吃下去，也更为美观。孩子热咳阶段，早上炖好雪梨盅让孩子一天分2～3次服下，连服三日，咳嗽很快会缓解。

3　川贝主要是针对热性咳嗽，比如上火、感冒、肺热，如果是寒性咳嗽，用川贝就是雪上加霜了。因此需要了解咳嗽的性质后再对症服用。（见食材推荐部分如何分辨寒咳热咳）

营养加油站

　　罗汉果主要用于清肺止咳、润肠、通便、去痰、降血压等，含多种氨基酸和丰富的维生素E、C，比苹果、柑橘、柿子等水果的维生素C的含量高出很多倍。罗汉果中的特殊成分虽比蔗糖甜很多，热量却很低，因此被誉为"神仙果"，成为风靡全世界的绿色保健品。

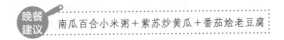

晚餐建议　南瓜百合小米粥＋紫苏炒黄瓜＋番茄烩老豆腐

青龙白虎汤

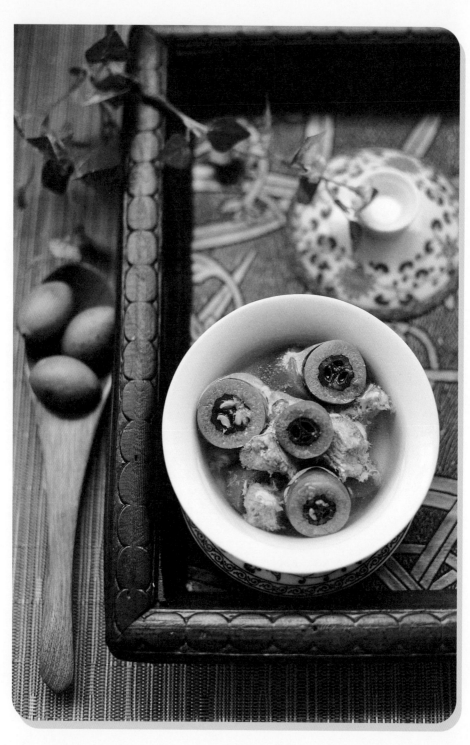

食材

青橄榄6粒
白萝卜150克
猪瘦肉50克

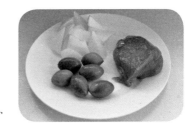

做法

1 挑选无黑点、颗粒饱满的新鲜橄榄。

2 将橄榄放入淡盐水中略微浸泡再冲洗干净。

3 白萝卜切滚刀块，瘦肉切成大小均匀的块状，青橄榄对半切开。

4 将三种食材放入炖盅内，加入适量水，到炖盅的4/5即可。

5 将炖盅放入电炖锅里隔水慢炖。

6 一般2.5～3小时可以炖好，最后加盐调味即可。

爱心贴士

1 此汤方是一人量，如果是一家人食用可以换成大号炖盅，食材增加一倍。

2 广式靓汤中青龙白虎汤一般是煲猪脊骨，如果孩子咳嗽严重可以不加入任何
肉类，咳嗽恢复之后建议换成不油腻的猪里脊肉或猪腱肉，不仅清肺止咳，
还能补充一定的营养。

营养加油站

青橄榄入肺、胃经，有清肺、利咽、生津、解毒的作用。《滇南本草》说它"治一切喉火上
炎"。《本草纲目》亦载："治咽喉痛，咀嚼咽汁。"天气干燥之时，有的人会有急性或慢性的咽喉
炎，扁桃体炎，喉咙干涩、灼痛。青橄榄煮白萝卜汤水就非常适合这类人群。青橄榄会有一股甘香
气息融入汤水，和白萝卜的清甜相得益彰。如果家中有频繁咳嗽的老人和小孩，建议可以用橄榄6
粒，猪肺100克，加水炖煮，吃猪肺饮汤水，能清肺润燥、养阴止咳。

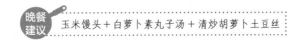
晚餐建议 玉米馒头＋白萝卜素丸子汤＋清炒胡萝卜土豆丝

火烧红橘

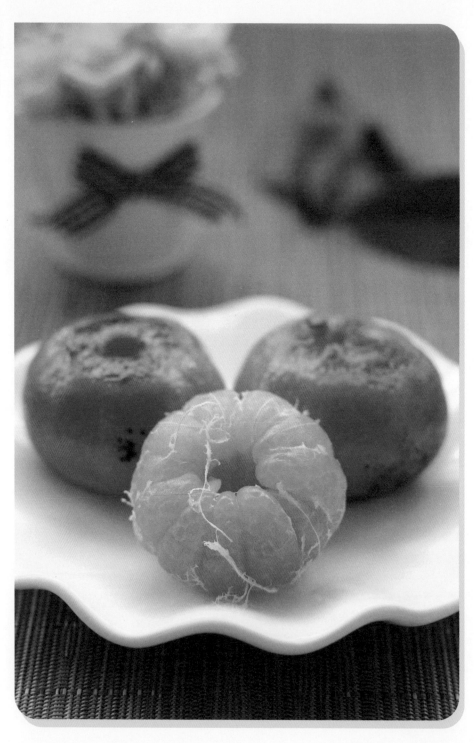

食材

新鲜川红橘或蜜橘 3 个

盐 1 勺

茶油 5 克

做法

1　橘子表面用盐抹匀揉搓一下，再用水冲净表面抹干。

2　底部用筷子戳一个洞，放入几滴茶籽油或者菜油。

3　开中火，将橘子放入平底锅中加热，直到外皮略微发黑，用手摸皮明显发烫即可。

爱心贴士

1　小时候家人都是将蜜橘直接放在火上烧，初犯感冒或咳嗽的时候经常吃，橘皮烤得香香的，直接吃里面的果肉，对风寒感冒引起的咳喘有奇效。如今为了安全卫生，可以放在锅中慢慢加热。

2　剥皮后不要将橘络给扔了，橘络也是一味中药，能理气化痰，一定要连同橘肉一起吃效果才更好。

3　年纪稍大的儿童或成人，可以用半个鲜橘皮，3 片老姜，加 1 勺红糖煮水喝，也能治疗风寒感冒、胃寒呕吐、咳嗽等症状。

营养加油站

　　孩子一旦患风寒感冒，咳嗽、夜咳症状严重的话，赶紧在白天烤两个橘子给孩子吃，甜甜的橘肉孩子特别喜爱，而且药性平和，即使是病好后在冬季每天吃一个也有很好的预防效果。茶油和菜籽油有很好的润燥作用，有利于润肺止咳。通过慢火加热，橘皮中的有效成分析出后渗入橘肉，让功效加倍。

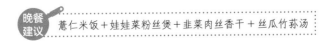晚餐建议　薏仁米饭＋娃娃菜粉丝煲＋韭菜肉丝香干＋丝瓜竹荪汤

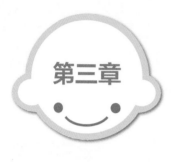

第三章　孩子感冒发烧别担心，
　　　　选对素食更安心

食材推荐：白萝卜、黄豆芽、豆腐、牛蒡、土豆

　　白萝卜：民间自古就流传"冬吃萝卜夏吃姜，不劳医生开处方"的谚语，《本草纲目》称之为"蔬中最有利者"。白萝卜中的芥子油能促进胃肠蠕动、增加食欲、帮助消化。孩子如果有食积腹胀、消化不良的病状，可以用白萝卜榨汁饮用；口腔溃疡可以捣汁漱口；咳嗽有痰时可以煮萝卜水、萝卜汤，或者泡蜂蜜食用。

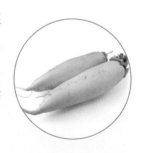

　　黄豆芽：黄豆芽属于营养丰富、味道鲜美的芽苗蔬菜，是较多的蛋白质和维生素的来源。据研究，黄豆在发芽 4~12 天时维生素 C 含量最高。相比黄豆、绿豆芽，黄豆芽的营养价值也更为丰富，作为生病时的素食，营养又健康。平时常吃黄豆芽对青少年生长发育、预防贫血、

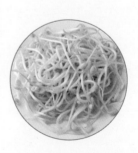

抗疲劳也大有益处。

豆腐： 对于生病中的孩子来说，过多肉类会加重身体负担，但完全不摄取肉类，又会缺少优质蛋白。此时有"植物肉"之美称的豆腐就是最佳食物了。豆腐营养丰富，含有铁、钙、磷、镁等人体必需的多种微量元素，而且消化吸收率达 95% 以上。每日两小块豆腐，不仅补充植物蛋白，还可以满足一个人一天对钙的需求。不过钙含量的高低与豆腐的"老"或"嫩"有关，一般卤水点的老豆腐钙含量高于嫩豆腐，而内酯豆腐钙含量很低，购买时要注意看标签。

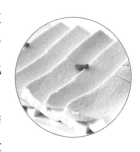

牛蒡： 常食用牛蒡菜或牛蒡汤，有助于胃酸的分泌和食物的消化，宜调理饮食积滞；能清理身体内长期淤积的毒素，增进身体健康；增加免疫细胞的活性。同时牛蒡有非常好的滋阴润肺，祛除肺燥肺热的功效。鲜牛蒡榨汁对咽喉有良好的湿润和物理治疗作用，有利于治疗局部炎症，能抵抗呼吸道炎症和降低分泌物的黏稠度，使之易咳出，有利于止咳和祛痰。

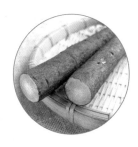

土豆： 土豆有和胃、调中、健脾、益气的作用，对胃溃疡、习惯性便秘、热咳及皮肤湿疹也有治疗功效。它所含的蛋白质和维生素 C，均为苹果的 10 倍，而且土豆在煮过以后维生素 C 的含量并不会减少。对于偏胖的儿童，土豆也可以代替一部分主食。土豆的脂肪含量极低，100克土豆脂肪含量仅为 0.2 克。胃肠对土豆的吸收较慢，食用土豆后，停留在肠道中的时间比米饭长得多，更具有饱腹感。土豆丰富的膳食纤维能帮助身体带走一些油脂和垃圾，所以每天 1~2 个土豆，可以减少一半的谷物主食摄入，对控制体重的儿童也非常有益。

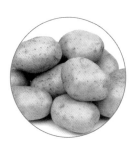

菠菜鸡蛋面 + 胡萝卜豆腐汤

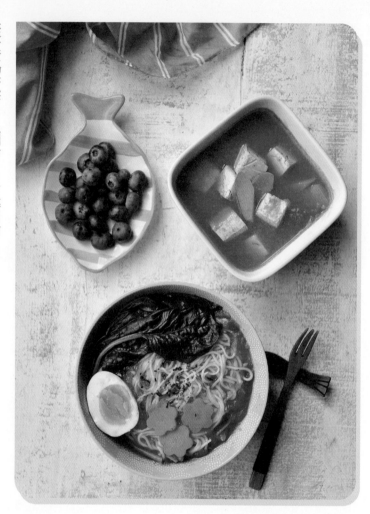

菠菜鸡蛋面

 食材

菠菜 1 小把

鸡蛋 1 个

细圆面 1 把

番茄 3 个

蒜瓣 2 粒

盐、生抽、胡椒粉、麻油适量

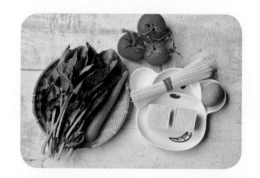

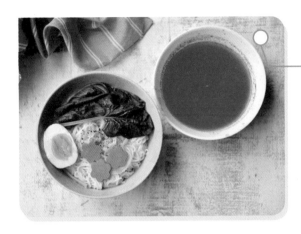

 胡萝卜豆腐汤

食材

胡萝卜 1 根
老豆腐 30 克

做法

1 番茄先在表皮画十字。

2 放入锅中，将水煮开即可关火。

3 将番茄皮完整剥离，切成碎粒。平底锅加 1 勺橄榄油，炒香蒜瓣，将番茄不断翻炒成番茄糊的状态，加入 600 毫升水小火煮 10 分钟。

4 煮好的番茄浓汤取一半煮胡萝卜豆腐汤，另一半留在小碗中。

5 细面煮熟，鸡蛋煮熟切半，菠菜放开水中烫 15 秒捞起，均匀放在碗中，加入盐、麻油、生抽，撒一些胡椒粉，最后淋入热番茄汤即可。

1 番茄浓汤要做得好吃必须选熟软一些、颜色深红的大番茄。

2 做胡萝卜豆腐汤时最好先将胡萝卜煮熟，再加入老豆腐一起煮。

营养加油站

在深绿色的蔬菜中，菠菜粗纤维含量低，质地柔软滑嫩，每100克菠菜中含有3.9毫克胡萝卜素，维生素C、核黄素以及铁的含量均不少。常吃菠菜，可以帮助人体维持正常视力和上皮细胞的健康，防止夜盲，增强抵抗传染病的能力，促进儿童生长发育。菠菜中含有草酸，会阻碍人体对钙的吸收，在开水中烫一下去除草酸再食用为佳。

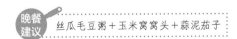

晚餐建议　丝瓜毛豆粥＋玉米窝窝头＋蒜泥茄子

小熊宝贝便当＋茄汁花菜

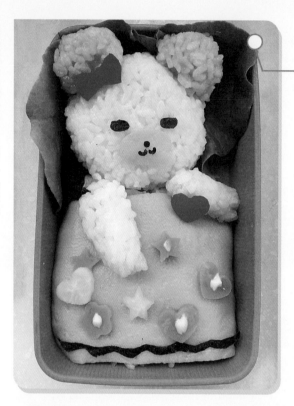

小熊宝贝便当

食材

大米 50 克

鸡蛋 2 个

肉肠 1 根

海苔 1 张

寿司醋 10 克

红甜椒 10 克

苋菜汁 10 克

小黄瓜 20 克

做法

1 米饭煮熟，加入一点寿司醋拌匀调味，取 10 克米饭加苋菜汁揉成圆形小熊耳朵。

2 将 30 克米饭揉圆、按扁后加入一勺肉松，再包成圆球，整形成小熊扁平的脸部形状。

3 再分别用剩下的米饭做出小熊的两只小手。

4 将鸡蛋打散过滤掉气泡，最小火煎成表面光滑的蛋皮，用小刀切成小熊盖的被子。

5 将剩下的蛋皮切出一个扁平的圆形作为小熊的鼻子。

6 模具分别在肉肠上按压出花朵、星星和爱心的形状。黄瓜也同样按压成星星和爱心的
　 形状。红色甜椒则可以刻出蝴蝶结和小爱心的形状。

7 在便当盒里垫上一片生菜叶，放入小熊的耳朵和头部，另一半放入其他的配菜。

8 盖上蛋皮做成的被子，依次放上小熊的手，加上星星和爱心点缀。

9 最后用海苔装饰小熊的眼睛、鼻子和被子的花边。

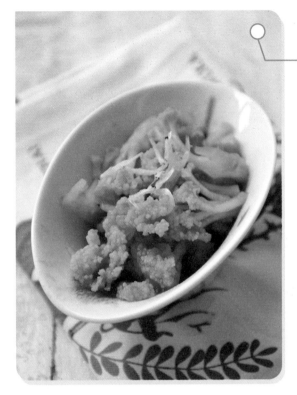

茄汁花菜

食材

番茄 1 个

花菜 50 克

盐 2 克

植物油 5 克

大蒜 2 瓣

做法

1 将花菜洗净瓣成小朵，将番茄切成小块。

2 在炒锅中放入油，先爆香蒜末，再放入花菜翻炒 2 分钟。

3 将番茄块放入同炒，直到浓稠的茄汁裹满花菜，加盐调味即可。

营养加油站

花菜肉质细嫩，食用后容易消化吸收。富含膳食纤维、维生素及矿物质。其中维生素C含量每100克中比大白菜高4倍，胡萝卜素含量是大白菜的8倍。维生素C不但有利于孩子的生长发育，还能提高机体免疫力，促进肝脏解毒，增强体质。古代西方人常把花菜称为"天赐的良药"。

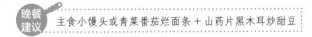

晚餐建议 主食小馒头或青菜番茄烂面条＋山药片黑木耳炒甜豆

素三鲜小馄饨

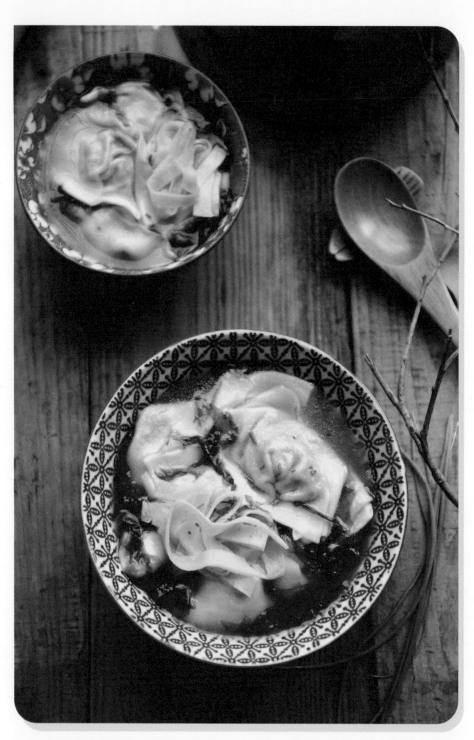

食材

丝瓜 100 克	小香葱 1 把
黑木耳 20 克	生抽 1 勺
胡萝卜 1 根	白胡椒 2 克
紫菜适量	麻油 1 勺
鸡蛋 1 个	盐 2 克
馄饨皮 2 两	

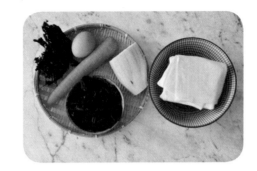

做法

1 将丝瓜、胡萝卜切成非常细小的丁，黑木耳冷水泡发，切成细末。

2 平底锅中放入橄榄油，将胡萝卜、黑木耳翻炒 1 分钟，加入 50 克水煮熟，最后放入易熟的丝瓜丁翻炒 2 分钟，加入盐、白胡椒调味。

3 将适量素馅放在馄饨皮中间靠下位置。

4 按元宝馄饨包法，将馄饨皮的一边往上卷，卷到馄饨皮的约 1/2 处。再往里卷一次，卷到馄饨皮的 3/4 处。将馄饨皮的两个角加在一起，捏紧即成元宝形状。

5 馄饨汤底可以放一些紫菜煮开，加盐、生抽、胡椒粉调味。馄饨煮熟后放入汤底，鸡蛋摊饼切成蛋皮丝码在馄饨上，最后撒上小香葱，滴入麻油即可。

爱心贴士

1 煮馄饨时要开水下锅，等馄饨浮上来就好了。馄饨皮薄，久煮易烂，所以素馅尽量先炒熟。馄饨多与汤底搭配，汤底可以用高汤，也可直接在清汤中加入各种调料来调味。配料可以选虾皮、紫菜、蛋皮丝等，最后滴上几滴麻油，撒上少许香葱就非常美味了。

2 孩子生病阶段可以做全素馅，恢复后可以调入瘦肉，肉馅的肥瘦比例最好为 3:7 或者 4:6，如果瘦肉太多，可以加入植物油，吃起来就没那么柴。猪瘦肉也可换成鱼肉、虾肉、鸡肉，搭配孩子喜欢的蔬菜即可。

营养加油站

1 丝瓜有清暑凉血、解毒通便、祛风化痰、润肌美容、行血脉、下乳汁、调理月经不顺等功效，还能用于调理身热烦渴、痰喘咳嗽等，放在馄饨中做素馅有淡淡的丝瓜清香，非常可口。

2 木耳中含植物性铁元素，只是吸收率没有肉类那么高，它还含有丰富的胶质，对人体消化系统有很好的清洁作用。

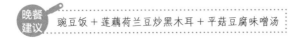
晚餐建议 豌豆饭＋莲藕荷兰豆炒黑木耳＋平菇豆腐味噌汤

土豆洋葱奶香蛋饼

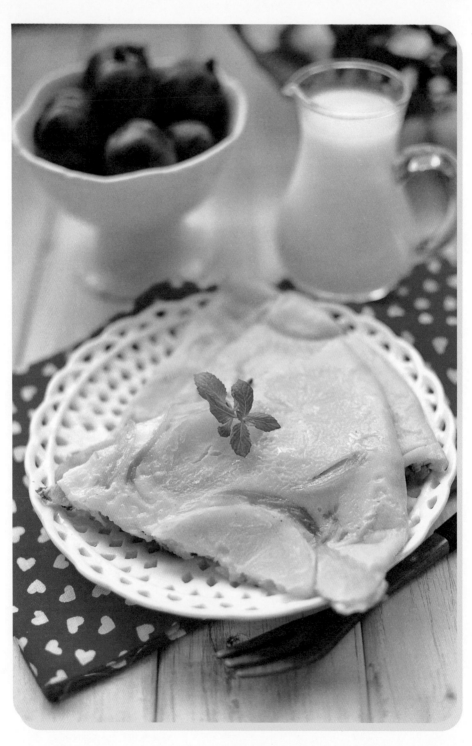

食材

土豆 1 个

洋葱 1 个

奶酪 1 片

鸡蛋 3 个

牛奶 1 小杯

白糖、黑胡椒、盐适量

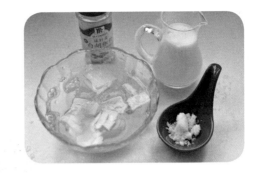

做法

1　先将土豆煮熟，剥好皮备用。

2　将土豆切成厚薄均匀的片状。

3　将洋葱丝放入锅中用适量橄榄油炒熟。

4　将 3 个鸡蛋打入碗中，加入一勺白糖、奶酪丝、牛奶、胡椒粉、盐，拌均匀。

5　将煮熟的土豆片放入锅中慢慢煎一下，倒入鸡蛋液。此时迅速转动锅子，让蛋液覆盖均匀。

6　待蛋液稍稍凝固时，转成最小火，慢慢煎熟即可。早餐可以搭配豆浆和葡萄。

爱心贴士

1　做蛋饼时一定选择合适的不粘锅。

2　对于不爱吃洋葱的孩子，试着做这道奶香蛋饼可以很好地掩盖洋葱的气味，也可以选择白洋葱，其口感比紫洋葱更甜一些。

营养加油站

　　洋葱虽是很普通的蔬菜，营养价值却非常高。洋葱鳞茎和叶子含有一种称为硫化丙烯的油脂性挥发物，具有辛辣味，这种物质能抗寒，可以帮助身体发散热量且有杀菌，刺激食欲、帮助消化的作用，常吃洋葱还能预防感冒，强化身体免疫功能。再加入健脾养胃、营养素全面的土豆，做出的奶酪味蛋饼绝对口感、营养都满分。

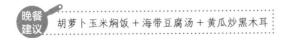

晚餐建议　胡萝卜玉米焖饭＋海带豆腐汤＋黄瓜炒黑木耳

橘皮糖 + 橘皮粥

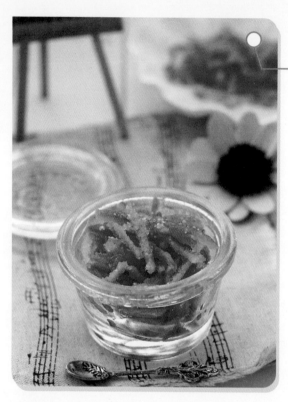

橘皮糖

 食材

新鲜橘皮 100 克

白糖 50 克

做法

1 每个橘子都用细盐搓一遍。

2 搓的时候会有香味不断散发出来，这是因为橘子表皮的油脂细胞被搓破了，这不仅能缓解橘皮的辛辣，还能清除表皮残留的农药。

3 用流动水冲洗橘子，然后浸泡2小时，期间换几次水。这样橘皮几乎没有什么苦味，口感也好。

4 将橘皮剥下，切成细丝。

5 准备比橘皮重量少一半的白糖，放入小煮锅中，加水稍微盖过白糖。

6 白糖煮化以后，将橘皮放入，小火慢慢熬煮，直到白糖都粘住橘皮丝（用筷子夹出来感觉都粘住化不开的状态），再关火。

7 最后，将热橘皮放在撒了一些白糖的盘子上均匀蘸满，冷却后放入罐中密封即可。

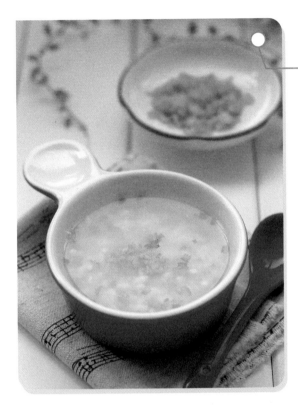

橘皮粥

食材

新鲜橘皮 20 克
大米 50 克

做法

1 用上面的方法清洗干净新鲜橘皮，
   切成非常细小的碎粒。

2 大米淘洗后加入 4 倍的水，放入
   橘皮粒，熬煮成粥即可。

爱心贴士

1 孩子如果感冒咳嗽，特别要注意胸腹部的保暖，尽量减少出门的次数。脖子
   上系个小围巾，戴上口罩都能更好地保护孩子的呼吸道。

2 橘皮做成的蜜饯，不仅是可口的小吃，更是一道保健佳品。平时可以作为理
   气化痰，消积食的一道小零食给孩子吃。

营养加油站

鲜橘皮有温胃、止咳、散寒的作用，能防治便秘和风寒感冒。初冬做一罐橘皮糖，能消食解
腻，既能满足孩子吃糖的愿望，又对容易积食和患风寒感冒的孩子有非常棒的预防作用，一举两得。

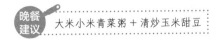
晚餐
建议   大米小米青菜粥＋清炒玉米甜豆

萝卜葱白牛蒡汤

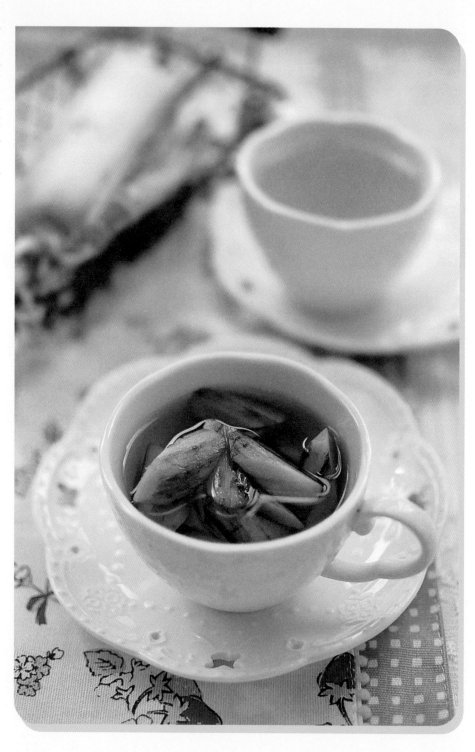

食材

牛蒡1根
葱白1把
白萝卜1个
生姜5片

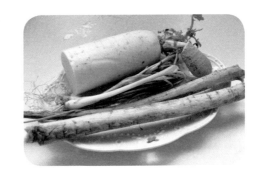

 做法

1　将牛蒡、白萝卜切成滚刀块，葱白上的葱须洗净保留，生姜一定要去皮后再切片。

2　将所有食材放入锅中，加入600～800毫升的水，大火煮沸。

3　接着用小火慢慢地煮10分钟，煮好后过滤掉萝卜、葱白，将剩下所有汤汁、牛蒡都在一天内饮用完。

爱心贴士

1　风热感冒、咽喉肿痛、扁桃体发炎，都可以取新鲜牛蒡直接榨汁服用，消肿的效果非常明显。另外按2:1的比例将蜂蜜、生萝卜（切丁）浸泡在瓶中3小时，之后泡水连萝卜一同吃下去也可以消炎杀菌，缓解喉咙肿痛及初期咳嗽症状。

2　此汤方在感冒初期马上服用，有些流鼻涕、头疼、打喷嚏时就把牛蒡汤当成水喝，一般连续喝上三天，将毒素排除干净以后，感冒的症状自然就减轻了。

营养加油站

关于牛蒡，国内还有很多人不了解它的功效，而它在中国台湾地区和日本是非常受追捧的。《中药大辞典》等国家权威药典把牛蒡的药理作用概括为三个方面：第一，有促进生长的作用；第二，有抑制肿瘤生长的作用；第三，有抗菌和抗真菌作用。牛蒡能疏风散热、解毒消肿，风热感冒、咳嗽、咽喉肿痛、便秘、风火上扰之头晕、热毒牙痛、齿龈肿痛等都可以用牛蒡来治疗。

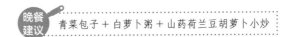 **晚餐建议**　青菜包子＋白萝卜粥＋山药荷兰豆胡萝卜小炒

生姜养生食疗方

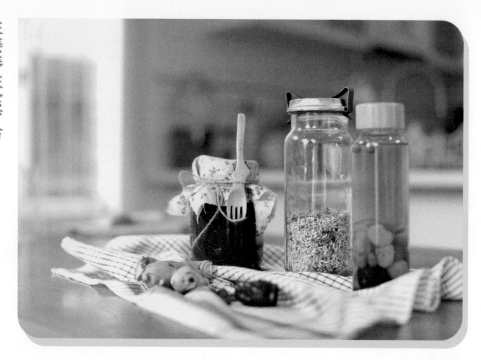

红糖姜枣膏

食材

老姜 500 克

红糖 250 克

红枣 150 克

做法

1 将 500 克老姜洗净，150 克红枣洗净去核。

2 将老姜切小块，放入破壁机内，加 100 毫升水搅拌成姜汁泥。

3 将红枣切片，放入破壁机中和姜汁泥一起搅打成蓉。

4 将姜枣蓉倒入汤锅，加入红糖水慢慢熬煮。

5 小火熬 1 个小时，熬成非常细腻的泥状，要不停地翻动，以防粘锅，待水分收干即可关火。

6 将熬好的红糖姜枣膏放入无水无油的密封罐中，冷却后放入冰箱保存。

爱心贴士

这道饮品可以从立夏喝到入伏第一天，中午前取 1～2 勺冲温水喝，或放入桂圆酒酿丸子中食用。红糖姜枣膏还能预防感冒、驱寒暖胃、补血暖宫、祛湿气，不仅孩子可以喝，还是妈妈的美颜圣品。注意：易上火、有溃疡的孩子不适合食用。

暖胃姜米茶

 食材

 做法

老姜 250 克

大米 200 克

1 姜切丝,尽量切细、切均匀一些。

2 干锅煸炒姜丝,炒至姜丝金黄无水分时,出锅备用。

3 干锅倒入大米翻炒,直到大米的颜色变黄。

4 倒入姜丝一起翻炒,至姜丝完全变干。

5 将炒好的暖胃姜米茶放入干净无油的玻璃罐中,密封常温保存。

 可以将炒好的姜米茶放入无纺布茶包中,食用时每次一包或者每次盛一大勺约30克,泡水饮用。老姜和大米一起炒制有祛湿除瘀、驱寒养胃的功效。肠胃不好的人也可以取适量煮粥喝。

红枣桂圆生姜茶

 食材

 做法

红枣 100 克

去皮生姜 5 片

桂圆 10 颗

红糖 2 勺

枸杞 10 粒

1 将红枣洗净,放入铁锅中炒至红枣皮暗红。

2 把去皮生姜5片放入花茶壶中,再加入10颗桂圆、10粒枸杞以及炒好的红枣,

3 按自己需求加红糖,倒入开水,盖上盖子焖5分钟即可。

 桂圆补血安神,枸杞养肾护眼,炒好的红枣皮更容易绽开,有利于营养物质析出,可以治疗胃寒、胃痛,脾胃不好的人可以在夏季和冬季每周泡2天当茶喝。

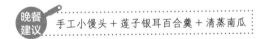

晚餐建议 手工小馒头 + 莲子银耳百合羹 + 清蒸南瓜

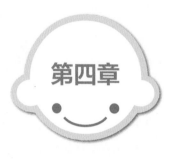

第四章　孩子咳嗽发烧愈后别着急，
循序渐进添美食

食材推荐：莲藕、黑豆、菠菜、紫薯、猪瘦肉

莲藕：莲藕是素食者的理想食品，也可作为疾病恢复时的营养补充食材。富含铁、钙等微量元素，植物蛋白质、维生素B、C以及淀粉含量也很丰富，肉质肥嫩，口感脆甜，生食堪与梨媲美。藕的吃法很多，生食能凉血散瘀，可用来治疗因上火引起的一些病症，如口舌生疮，皮肤病，痔疮，口渴口臭等。熟食能补心益肾，补五脏之虚，补血养血。莲藕散发出一种独特清香，因其含有鞣质，有一定健脾止泻作用，能增进食欲，促进消化，夏秋季节变着花样吃莲藕可以达到补养气血，润肠健脾的作用。

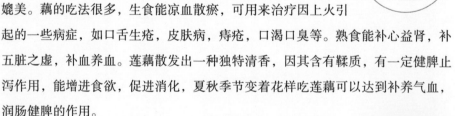

黑豆：黑豆中微量元素如锌、铜、镁、硒的含量都很高，而这些微量元素对延缓人体衰老、降低血液黏稠度非常重要；黑豆皮为黑色，含有花青素，是非常好的抗氧化剂来源，能清

除体内自由基，尤其是在胃的酸性环境下，抗氧化效果好，还能增加肠胃蠕动。对于小孩黑豆煮粥能补锌补钙，每天适量食用能增强体质，对小儿夜间遗尿，盗汗自汗都有辅助治疗功效。平时用黑豆做豆浆，泡黑豆醋，黑豆焖鸡肉都非常营养。

菠菜： 以菠菜为代表的深绿色蔬菜，是维生素 C、叶酸、叶黄素等重要营养素的来源。菠菜是一年四季都有的蔬菜，因其维生素含量丰富，被誉为"维生素宝库"，所含维生素 C 能提高免疫力，保护牙齿并能让皮肤白皙；叶黄素能保护视力。菠菜中的蛋白质、核黄素及铁、磷等无机盐含量也高于许多蔬菜。脂溶性维生素 K 含量也较高，这是一种重要凝血剂，是骨骼强健不可缺少的营养素。需要注意的是，菠菜草酸含量较高，妈妈做菠菜时可以先焯水之后凉拌小鱼干，芝麻，做上汤或蒜蓉菠菜。

紫薯： 紫薯已经确认不是转基因食品请放心食用。紫薯不仅口感好，营养价值也是倍受推崇。丰富的纤维素，能促进肠道蠕动功能，清理肠道垃圾，宝宝食用可有效预防便秘，保持大便畅通。矿物元素和黏液蛋白，能提高机体免疫力，宝宝食用可增强抵抗力。富含的维生素 A 可以改善视力和皮肤的黏膜上皮细胞，维生素 C 可使胶元蛋白正常合成，防治坏血病的发生，而所含花青素是天然强效自由基清除剂。需要注意的是紫薯糖含量高，吃多了可刺激胃酸大量分泌，儿童每次 50 克左右。另外搭配优质蛋白的食物一起吃，营养吸收更全面，比如早上蒸一小块紫薯，搭配一个鸡蛋或鸡肉，鱼肉。

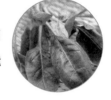

猪瘦肉： 猪肉是我国居民食用最多的动物性食物，富含磷、钙、铁、维生素 B_1、B_2、蛋白质等，虽然小宝宝蛋白质的主要来源是奶类制品，一岁以后肉类就需要转变为重要来源之一，特别是学龄儿童对铁的需求量逐渐增高。猪肉正含有丰富的铁，适合儿童需求。我喜欢挑选新鲜的嫩里脊猪肉，把肉剁细了，做成肉末鸡蛋羹给孩子吃。或者掺杂一些菜做饺子馄饨或者煮粥，如胡萝卜泥青菜肉末菜粥、莲藕玉米肉末粥，胡萝卜、青菜、玉米、豌豆、山药等都是很好的搭配食材。

胡萝卜肉泥玫瑰花蒸饺 + 西兰花素丸子萝卜丝汤

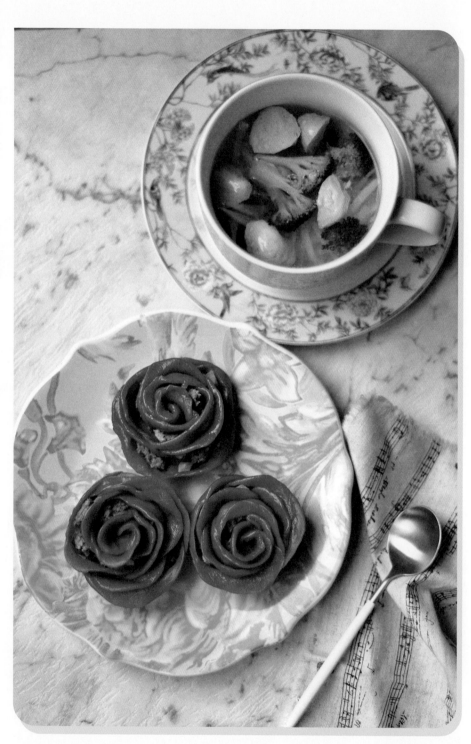

胡萝卜肉泥玫瑰花蒸饺

食材

饺子粉 200 克	盐 1 克	生抽 1 勺
水 110 克	胡萝卜 1 根	盐适量
红曲粉 5 克	猪瘦肉 50 克	蒜瓣 2 个

做法

1 在饺子粉中加入 1 克盐，加一部分水，顺时针搅动，将面粉变成絮状面团，接着加入所有水，撒上红曲粉。

2 不停地揉面，至少十分钟，让面变得筋道。面团可以稍微偏硬一些。

3 将揉好的面放在盆里，盖上盖子饧面，至少 10 分钟。

4 接着将面团揉搓成均匀的长条形，用刀子切成一个个均等大小的剂子。

5 将小剂子按扁，用擀面杖擀成边缘薄、中间稍厚的饺子皮。

6 将胡萝卜切成碎粒，和剁成肉馅的猪瘦肉一起放入平底锅中炒熟，加入生抽、盐调味。

7 饺子皮取 5 个，互相连接，叠放整齐为一排。

8 中间加入适量胡萝卜肉末馅，皮的左右两边要留下空余。

9 将饺子皮对折，两边按紧，以防肉馅跑出。

10 最后从左至右卷起成玫瑰花形状，上蒸笼大火蒸 15 分钟即可。

西兰花素丸子萝卜丝汤

食材　## 做法

西兰花 4 朵
素丸子 3 个
白萝卜 20 克

1 将西兰花洗净掰成小朵，素丸子切半，白萝卜切丝。

2 小锅中放一小勺油，放入白萝卜丝略炒，加入 200 毫升水煮开后炖 5 分钟。

3 放入丸子煮到浮起，加入西兰花后再煮 1 分钟，加盐调味即可。

 爱心贴士

1 红曲粉可以买红曲米自己磨成细粉，饺子皮也可以用甜菜或苋菜汁染成漂亮的红色。

2 饺子皮尽量擀薄一些，做出来的玫瑰蒸饺会更加漂亮。

 晚餐建议　白米饭 + 山药黑木耳胡萝卜瘦肉汤 + 番茄海米烩冬瓜

芋泥紫薯糕 + 杏仁胡萝卜粒彩椒碗

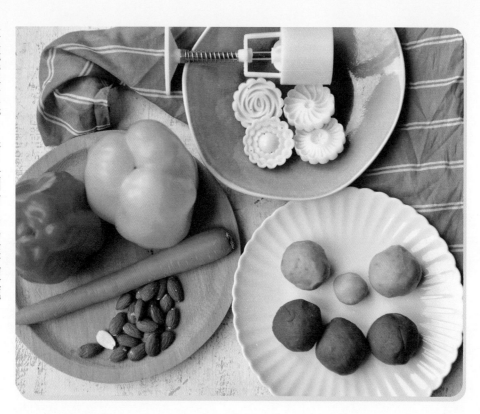

芋泥紫薯糕

🥄食材

芋头 150 克

紫薯 150 克

白糖 30 克

玉米油一勺

🍜做法

1　将紫薯和芋头切小块，分别蒸熟，趁热加入糖压成泥，将紫薯泥和芋泥用勺子在漏网上碾压过筛成细绒，分别揉成 40 克一个圆球。

2　将立体花片花蕊处填入不同颜色泥，搭配好在模具里面放入紫薯球或芋泥球。

3　压实后推出就做成一个紫薯糕了，放入芋泥压实，做出不同花形即可。

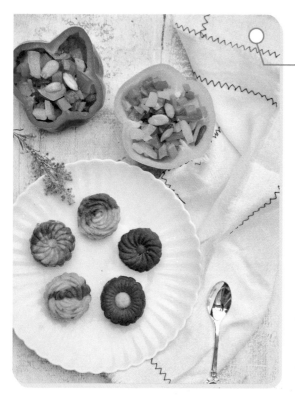

杏仁胡萝卜粒彩椒碗

食材

黄甜椒 1 个
红甜椒 1 个
胡萝卜 1 根
杏仁 1 小把

做法

1 将黄甜椒、红甜椒切半做容器，一半切成丁，胡萝卜切丁，杏仁切半。

2 平底锅加入橄榄油，放入胡萝卜翻炒 2 分钟，再放入其他食材炒熟，加盐调味盛入甜椒容器即可。

爱心贴士

1 紫薯和芋头都要过筛，这样成品的口感才会更细腻。

2 立体模型可以用多种颜色搭配制作，填入模具之前内壁抹一点低粉，更好脱模和保持造型。

3 芋头含有较多的淀粉，一次吃得过多会导致腹胀。生芋有小毒，食时必须彻底煮熟或蒸熟。

营养加油站

1 芋头中富含蛋白质、钙、磷、铁、钾、镁、钠、胡萝卜素、烟酸、维生素C、B族维生素、皂角甙等多种成分。含有的黏液蛋白，可提高机体的抵抗力。同时能增进食欲，帮助消化，抗癌防癌。

2 宝宝身体完全恢复后可以适量食用芋头，有痰、过敏性体质（荨麻疹、湿疹、哮喘、过敏性鼻炎）者可以将芋泥换成山药。

晚餐建议　宝宝刚刚恢复，晚餐建议清淡些，小米粥＋芝麻拌菠菜＋几片嫩牛肉（中午如果食用肉类，晚餐可不加）。

补脾养肾三黑粥

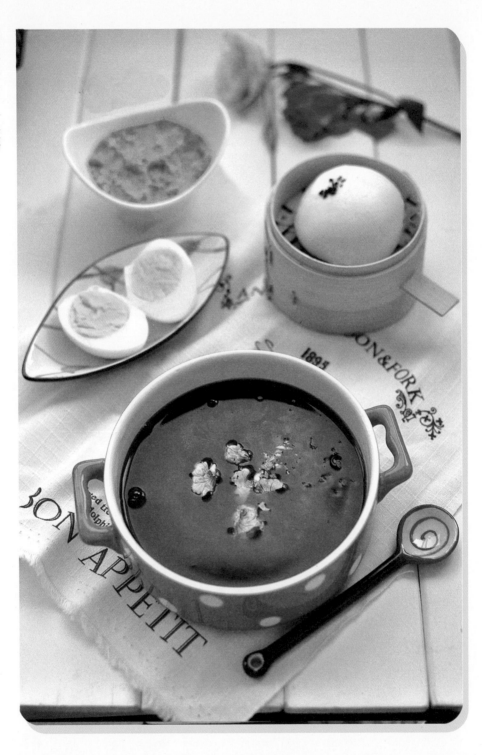

食材

黑豆 80 克

黑米 50 克

磨碎黑芝麻 50 克

核桃 3 颗

冰糖 1 小块

做法

1 黑米洗净泡一夜（泡米的水不要倒）黑豆洗净泡至少 3 小时（泡豆的水保留）将黑豆、黑米放入锅中，倒入浸泡的黑水，再续足够量清水，大火煮开，小火慢熬一小时。

2 最后加入冰糖、核桃碎、磨碎的黑芝麻搅拌熬煮 10 分钟左右即可。

营养加油站

1 黑米具有滋阴补肾、健脾明目、补血益气、治少年白发，供孕妇、产妇补虚养生等功能。贫血、高血压、神经衰弱的人群都可以用黑米来调理养生。

2 知道黑芝麻是补钙之王的同时，还知道它含有丰富的不饱和脂肪酸，锌和铁元素，铁含量超猪肝 1 倍，蛋黄的 6 倍，跟核桃一起磨碎，不仅有利于吸收，还可以预防缺铁性贫血、健脑、益智。

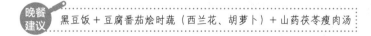

晚餐建议　黑豆饭＋豆腐番茄烩时蔬（西兰花、胡萝卜）＋山药茯苓瘦肉汤

豌豆番茄芝士烘蛋饼 + 紫薯甜汤

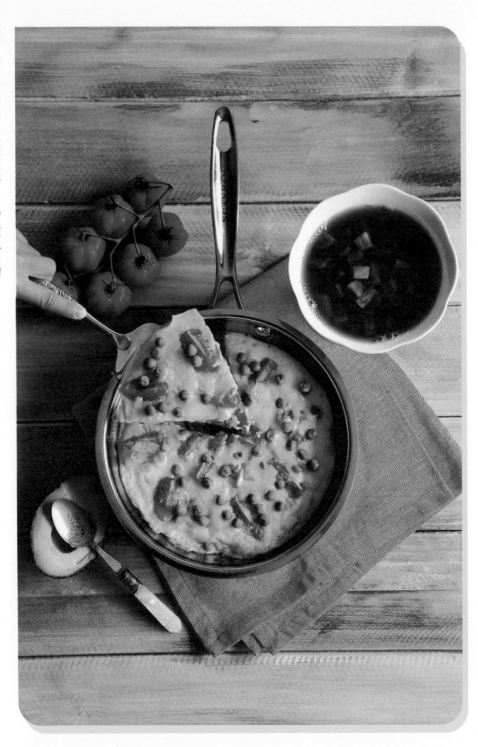

豌豆番茄芝士烘蛋饼

 食材

鸡蛋 5 个
嫩豌豆 100 克
樱桃番茄 1 小盒
马苏里拉芝士 20 克
牛奶 80 克
海盐、黑胡椒粉适量

 做法

1　将嫩豌豆洗净，樱桃番茄洗净后切半备用。

2　鸡蛋打入大碗中，调入牛奶后用筷子搅拌均匀。

3　加入所有豌豆，放入海盐，黑胡椒粉继续搅拌一下。

4　将豌豆蛋液倒入小平底锅中，随着间隔放入樱桃小番茄。

5　上面洒满一层马苏里拉芝士碎，接着调中火，将平底锅放上去慢慢加热。

6　因为蛋液非常厚，加热 5～6 分钟左右用筷子稍微撮一下看看凝固程度，最后放入烤箱 160℃烘烤 6 分钟至表面芝士融化即可。

紫薯甜汤

 食材

紫薯 1 个
水 200 克
松子仁、枸杞 1 小勺

做法

将紫薯削皮切丁，放入小奶锅煮熟，可以放入坚果、枸杞一起食用。

 爱心贴士

1　烘蛋的口感追求的是厚实又滑嫩，带着浓郁的奶香非常可口，建议用厚实高一些的平底锅，不要太浅，否则蛋饼太薄就失去风味了。

2　嫩豌豆可以在豌豆刚刚上市时多买一些自己剥好速冻，做豌豆饭，豆泥，豌豆汤等都极其营养，自己买的也比超市速冻的豌豆更嫩更放心。

🌱营养加油站

1　新鲜豌豆中富含粗纤维，蛋白质丰富，包含人体所必需的各种氨基酸，经常食用对孩子的生长发育会大有益处。豌豆所含的钙和磷在豆类食物中较低，因此烹饪时要选高钙的配菜，如花菜、油菜等，食谱中搭配高钙奶酪也很好。吃豌豆尽管好处很多，但多吃会引起腹胀，小儿每次不宜超过 50 克。

2　樱桃小番茄含有大番茄的所有营养成分之外，其维生素 C 含量是普通番茄的 1.7 倍，维生素 P 的含量居果蔬之首，是保护皮肤，维护胃液正常分泌，促进红细胞生成的重要营养素。小番茄中含有谷胱甘肽和番茄红素等特殊物质，可促进小儿的生长发育，增加人体抵抗力，延缓衰老。

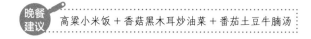
晚餐建议　高粱小米饭＋香菇黑木耳炒油菜＋番茄土豆牛腩汤

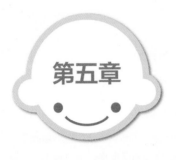

第五章

为孩子增强免疫力，这些多彩果蔬才是健康小卫士

食材推荐：彩椒、玉米、番茄、西兰花、卷心菜

　　彩椒： 甜彩椒颜色主要有绿、红、黄三种，含丰富的维生素 A、维生素 B、维生素 C、钙、磷、铁等营养素，也是蔬菜中维生素 A 和 C 含量最靠前的，相对黄色和绿色甜椒，红甜椒中含有更多的维生素 C 和 β 胡萝卜素，而且越红越多，是保护眼睛、皮肤、增强免疫力不可缺的重要食材。

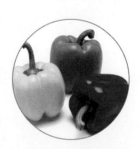

　　玉米： 玉米是当之无愧的第一"黄金主食"，营养专家称，玉米所含的"全能营养"适合各个年龄段的人群食用，其丰富的谷氨酸能促进大脑发育，是儿童最好的益智食物；所含维生素 B 族能调节神经，是适合白领的减压食品；富含的亚油酸、钙质，能帮助调脂、降压，

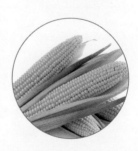

高纤维含量则使玉米成为很好的"刮肠食物";此外,玉米中富含的谷胱甘肽是最有效的抗癌成分,其丰富的维生素 E 也能帮助抗衰老,软化血管。

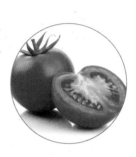

番茄:据营养学家研究测定:每人每天食用 50~100 克鲜番茄,即可满足人体对多种维生素和矿物质的需要。能保护肝脏、辅助降低血压,防止小儿佝偻病、夜盲症、眼干燥症。番茄含的"番茄素",有抑制细菌的作用;含的苹果酸、柠檬酸和糖类,有助消化的功能。番茄生吃能补充维生素 C,煮熟后食用则能补充抗氧化剂番茄红素,对自由基的抑制作用比维生素 E 更高。

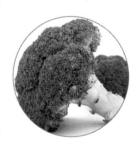

西兰花:名列最健康蔬菜第一位,每 100 克新鲜西兰花的花球中,含蛋白质 3.5~4.5 克,是菜花的 3 倍、番茄的 4 倍。其中矿物质成分比其他蔬菜更全面,钙、磷、铁、钾、锌、锰等含量都很丰富,比同属于十字花科的白菜花高出很多。很多人以为番茄、辣椒等是含维生素 C 最丰富的蔬菜,其实,西兰花的维生素 C 含量比它们都要高,也明显高于其他普通蔬菜。最佳吃法是开水中煮 2 分钟再拌沙拉,或作为西餐的配菜,这样避免了高温加热中的营养损失,对健康更为有利。

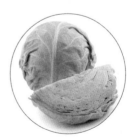

卷心菜:卷心菜也叫甘蓝、包菜、洋白菜。西方人认为卷心菜为蔬菜之王,用卷心菜治病的"偏方"就像中国人用萝卜治病一样常见。每 100 克卷心菜中含维生素 C 60 毫克,含量高的可达 200 毫克,丰富的维生素 E,二者都有增强人体免疫力的功能。卷心菜汁富含维生素 C,可以缓解感冒症状、消除疲劳,较多的叶酸是预防和治疗贫血的重要药物。同时有很强的抑菌消炎的作用,对于蚊叮虫咬、胃痛、牙痛、外伤肿痛有辅助治疗效果。

鱼松饭团动物便当

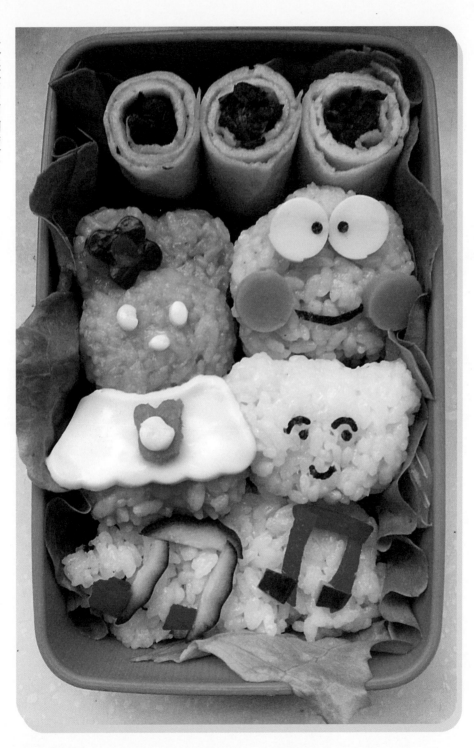

鱼松食材 A

海鱼 800 克
橄榄油 2 勺
生抽 2 勺
白糖 1 勺
黄酒、大葱、姜片、
白芝麻或海苔碎适量

鱼松饭团食材 B

大米 50 克　　黄瓜 2 片
寿司醋 10 克　　生菜 1 片
苋菜汁 20 克　　鸡蛋 1 个
菠菜汁 10 克　　菠菜叶 15 克
奶酪 1 张

装饰

甜椒 1 片
火腿肠 1 片
海苔 1 小片
小熊、小白兔饭团模具

做法

1　先将鱼洗干净，下面垫葱，放上姜片去腥，淋黄酒和少量醋。放入蒸锅用大火蒸 10 分钟，用牙签插入鱼肉，只要能轻松插入就说明鱼熟了。

2　趁鱼热的时候，用筷子小心将鱼皮剥下，先将主骨中的鱼肉取出，然后再小心地取出旁边的肉，深海鱼的骨头少，做起来非常方便。

3　将所有鱼肉用筷子不断地搅松，如果水分太多，可以放入筛子，用按压的方式人工脱水。

4　锅内放入 4 勺橄榄油。将鱼肉倒入锅中，一定要开中小火，用铲子呈 45 度角铲松鱼肉，并平摊用火将其烘干。

5　当鱼肉微微发黄时，即可放入调料：一勺白糖、两勺生抽，用铲子将调料拌均，然后一边按压，一边铲松，注意要不断翻动鱼松，以免粘锅。

6　等到鱼松炒至金黄色，口感绵软、干松了以后，可以按需求加入海苔碎和熟芝麻。

7　米饭煮好后拌入寿司醋，用右手略沾湿水，取 30 克米饭揉成团，按扁包入鱼松芝麻，将球状饭团放入小熊模具按压紧实，取出来就是熊宝宝的头部了。

8　再取 30 克米饭拌入苋菜汁，同样方式做好鱼松饭团再放入模具做成小兔子状，再取 20 克米饭拌入菠菜汁，揉成扁圆形，做成青蛙的形状。

9　用海苔模具压制好熊宝宝的微笑表情，用模具压奶酪片制作而成小兔子的表情，剩下的奶酪做成兔子的裙子和青蛙的眼睛，最后再用蔬菜、水果、火腿肠装饰小动物的身体。

10　平底锅煎鸡蛋饼，将烫熟的菠菜拌一些生抽，卷入蛋皮，切成小段放置便当盒内即可。

营养加油站

　　市售肉松、鱼松可能会有添加剂的问题，肉质也不一定符合我们的要求，所以自制肉松、鱼松是妈妈们最好的选择。值得一提的是，鱼松经常出现在餐桌上，无论拌稀饭、拌面条都很美味，但需控制在每天一小勺左右，绝不能不限量地食用，更不能当作营养补充品长期食用哦。

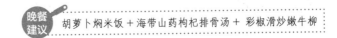

晚餐建议：胡萝卜焖米饭＋海带山药枸杞排骨汤＋彩椒滑炒嫩牛柳

橙汁彩蔬鸡柳

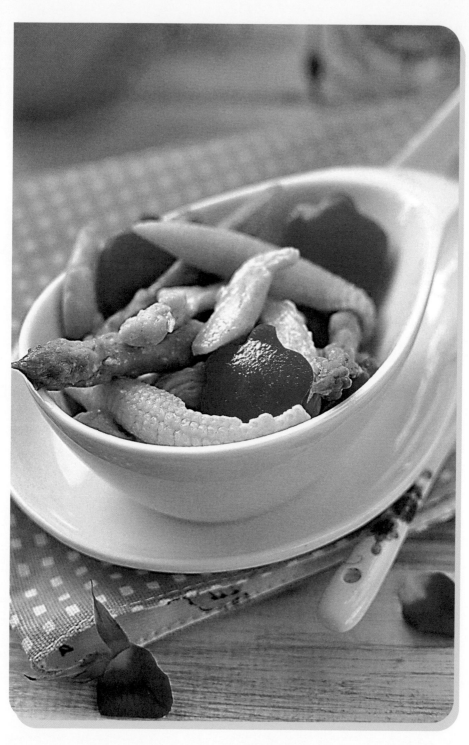

食材

鸡胸肉一块　　　　蚝油两勺
芦笋4根　　　　　　白糖一勺
玉米笋6个　　　　　小麦淀粉适量
红色甜椒一颗　　　　白胡椒粉适量
橙子一个

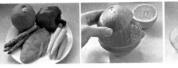

 做法

1　先将橙子洗净切两半，将其中一半放在便捷榨汁容器中旋转取出橙汁。

2　将鸡胸肉按照纹理竖切成柳条状。

3　将鸡柳中倒入蚝油、白糖、淀粉和白胡椒粉腌制，然后再倒入鲜橙汁和一勺油，将所有调料不断抓捏均匀后腌制15分钟，使肉质更松软。

4　将红色甜椒用模具切成花瓣形，将芦笋和玉米笋在沸水中烫熟，再切成段。

5　在锅中热好油，将鸡柳倒入其中，大火快炒。

6　鸡柳很容易熟，大概几分钟后就可以放入烫熟的芦笋和玉米笋，再将剩余的橙汁倒入锅中。

7　伴炒均匀后，再按个人口味适当添加盐或者鸡精，收汁即可盛盘。

爱心贴士　橙汁腌制鸡柳有松肉的作用，也就是能让鸡肉的口感更软嫩一些，而淀粉腌制的目的是为了隔绝鸡肉中的水分。这样，保留一定水分的鸡肉才显得口感更细腻、爽滑。这两个秘密武器能彻底改变胸肉发干又食之无味的口感。

营养加油站

1　鸡胸肉是鸡肉上脂肪含量最低而蛋白质含量最高的部分，能强壮身体，对正在生长发育的小孩和吸收功能较弱的人群有很好的食疗作用。其所含的磷脂类物质对活化细胞、维持新陈代谢和基础代谢、平衡荷尔蒙的分泌以及增强人体的免疫力和再生力，都发挥着重大的作用。

2　用VC含量高的橙汁、玉米笋、红色甜椒搭配鸡肉，能促进鸡肉中铁的吸收，而酸甜的口感和滑嫩清爽的鸡肉最适合胃口不好和不喜欢蔬菜的孩子食用。

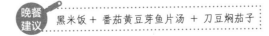 晚餐建议　黑米饭 + 番茄黄豆芽鱼片汤 + 刀豆焖茄子

蔬菜牛肉罗宋汤 + 红枣蔓越莓玉米面发糕

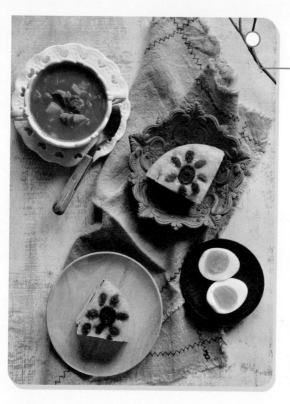

蔬菜牛肉
罗宋汤

🍴食材

牛腩 200 克

土豆 1 个

卷心菜 50 克

洋葱半个

番茄 2 个

胡萝卜半根

番茄酱 15 克

白胡椒粉 5 克

盐 5 克

橄榄油 15 克

🍳做法

1. 牛腩洗净，去掉筋膜切成约 2cm 见方的丁，烫去血水洗净备用。洋葱、胡萝卜、土豆洗净后，全部切成 1 厘米左右的丁，卷心菜切细丝，番茄切成小块儿备用。

2. 铸铁锅中倒入橄榄油中火加热，放入洋葱丁翻炒出香味后，再放入胡萝卜丁、土豆丁继续炒 2 分钟，盛出备用。

3. 铸铁锅中再倒入油，放入番茄块儿，倒适量番茄酱，中火炒 3 分钟后加入适量水。

4. 接着加入卷心菜丝，焯过水的牛腩，大火煮开后转小火焖煮 1 小时。

5. 待牛腩煮软烂时，加入炒好的蔬菜丁才不会煮太烂，洒胡椒粉、盐，再继续煮 20 分钟即可。

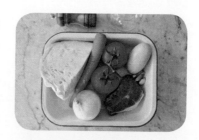

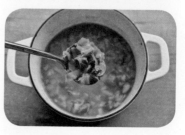

红枣蔓越莓玉米面发糕

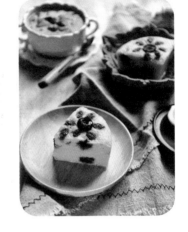

食材

面粉 150 克　　　　细玉米面 150 克

酵母 5 克　　　　　白砂糖 40 克

牛奶 180 毫升　　　蔓越莓、蓝莓干 20 克

干红枣 3 个　　　　红枸杞 1 小把

做法

1　面粉、玉米面、糖先在盆中混合均匀；酵母融化于 30℃温水中。

2　酵母水和牛奶倒入面粉中，揉成均匀的面团，加入蔓越莓和蓝莓干继续揉匀。

3　面团放入蛋糕模具中（四周、底部刷薄油），放温暖处醒发 0.5～1 小时至两倍大。

4　切片红枣和枸杞嵌入发好的面团表面，入蒸锅。开大火蒸 20 分钟，焖 5 分钟取出，倒出模具不烫手时切块即可。隔天吃的时候必须再蒸热一下。

1　这道发糕用普通面粉即可，不必像蛋糕一样使用低粉；我用的面粉和玉米面比例是 1:1，如果喜欢更柔软的口感，可以将面粉：玉米面 =2:1 的比例混合。

2　加入牛奶可使发糕更香甜，添加的量也有讲究，液体如果是粉类食材的一半，发糕是很扎实的口感，再增加 30 克，搅拌成泥糊状的面糊时，发糕就会更为湿软。

3　如追求更松软的效果，可加入适量泡打粉。

营养加油站

　　玉米面所用原料是玉米粗粉或细粉，几乎含有玉米的全部营养成分。丰富的膳食纤维，能促进肠蠕动，玉米面中钙、铁质也不低，丰富的亚油酸和维生素 E，还有微量元素硒，做成牛奶发糕对儿童老人都很适合。罗宋汤是一道经典西餐汤品，不仅有各种蔬菜的营养，优质蛋白质牛肉，浓郁酸甜的口味也很适合挑食不爱蔬菜的小朋友。

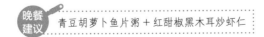

晚餐建议　青豆胡萝卜鱼片粥＋红甜椒黑木耳炒虾仁

紫米藜麦牛油果卷＋玉米核桃精力汤

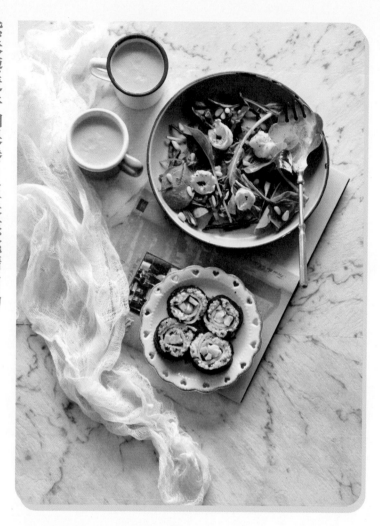

紫米藜麦牛油果卷

食材

寿司米 20 克

紫米 15 克

藜麦 15 克

鸡蛋 1 个

牛油果 1 个

虾仁 4 个

做法

1 将寿司米、泡过一夜的紫米，藜麦放入电饭煲煮熟。鸡蛋小火煎成蛋皮。取一片寿司紫菜，放入拌好寿司醋的紫米藜麦，用勺子按压平整。

2 接着放入裁切好的鸡蛋皮，半颗牛油果片，烫熟的虾仁放中间，挤一些蛋黄酱，像做寿司一样慢慢往上卷起切小段即可。

玉米核桃精力汤

食材

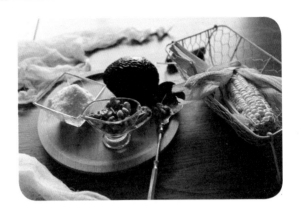

玉米 1 根
核桃 4 个
奶粉 15 克
水 300 克
牛油果半个

做法

1 新鲜玉米切两半，用刀沿两侧切出玉米粒，核桃仁剥好跟玉米、半个牛油果一同放入破壁机中，再加入水。

2 破壁机按玉米汁的程序，快结束时从机器顶端口部倒入奶粉最后搅打成糊即可。

> **爱心贴士**
>
> 1 如果喜欢简单的做法，不用加一层蛋皮，直接卷入牛油果，虾仁就好。
> 2 没有破壁机可以先将玉米粒煮熟，一同放入搅拌机或食物料理机加牛奶高速搅匀即可。

营养加油站

这道紫米藜麦卷正是为了不爱吃谷物的孩子们设计的。联合国粮农组织 FAO 研究认为藜麦是唯一一种单体植物即可满足人体基本营养需求的食物，正式推荐藜麦为最适宜人类的完美"全营养食品"，列为全球 10 大健康营养食品之一。加入紫米、牛油果和虾仁，让单调的谷物也吃出精彩滋味。而玉米核桃精力汤非常适合学龄儿童，能增强记忆力，强化身体的免疫功能。

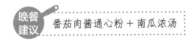
晚餐建议 番茄肉酱通心粉 + 南瓜浓汤

西兰花玉米面包比萨＋牛油果奶昔

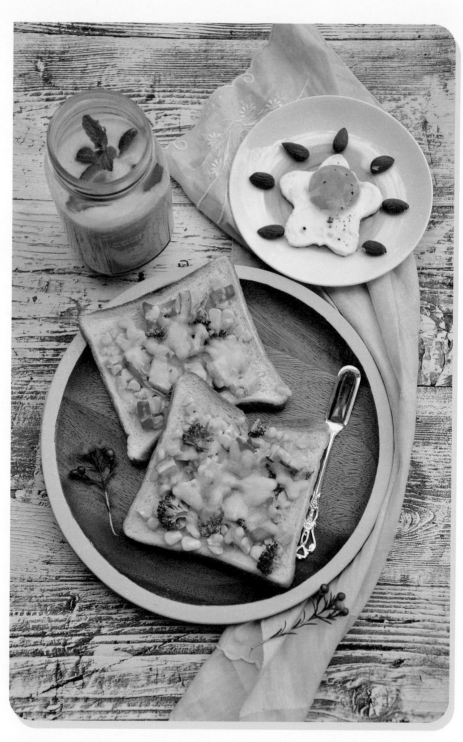

西兰花玉米面包比萨

 食材

全麦面包 2 片
玉米粒 20 克
西兰花 20 克
培根 1 小片
芝士碎 20 克

做法

1　玉米粒剥好、西兰花将梗切断，瓣成小朵洗净。

2　培根切小片，将三种食材均匀洒在面包上。

3　烤箱 180℃预热，面包片放上一层芝士碎，入烤箱烘烤 10 分钟即可。

牛油果奶昔

 食材

牛油果 1 个
牛奶 200 克
鸡蛋 1 个
杏仁一小把

做法

1　牛油果切半去核，取出果肉切块后放入果汁机，加入牛奶搅拌成奶昔。

2　鸡蛋小火煎成花朵状，搭配坚果杏仁食用。

 爱心贴士

1　这是非常受小朋友欢迎的面包披萨，对妈妈来说既节省时间，各种蔬果的搭配随意，可以让不爱蔬菜的小朋友也能轻易爱上。

2　牛油果挑选成熟马上可以食用的做奶昔更香浓顺滑。如果太生可以跟香蕉包裹起来放置 2～3 天，马上可以进入成熟的状态。

🥝 营养加油站

1　在世界百科全书中，牛油果被列为营养最丰富的水果，有"一个牛油果相当于三个鸡蛋""贫者之奶油"的美誉。就纤维含量而言，1 颗牛油果相当于 2 条番薯，2 棵莴苣，提供的膳食纤维为每日摄取量的 34%，长期便秘的人食用它最适合不过。

2　牛油果除了富含叶酸、不饱和脂肪酸，还拥有超凡的维他命，如抑制老化的维他命 A、C、E，搭配高钙的牛奶打成奶昔营养更是加倍，作为儿童营养不良、皮肤干燥、缺钙的营养补充很有益。

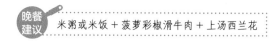

晚餐建议　米粥或米饭＋菠萝彩椒滑牛肉＋上汤西兰花

茄汁浓汤元宝饺子＋小银鱼蒸蛋羹

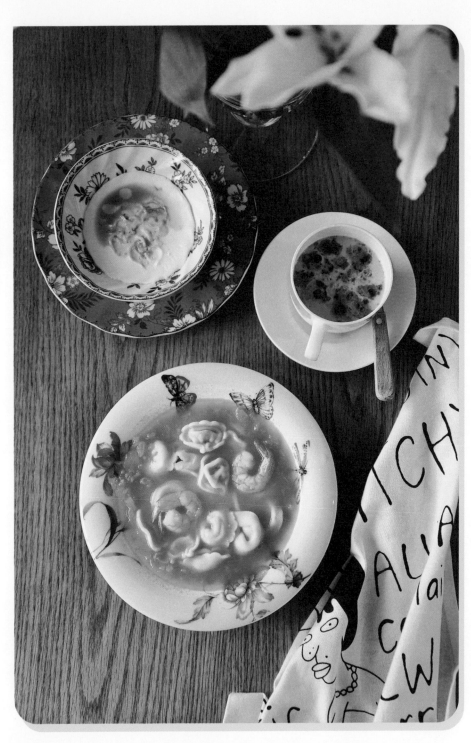

茄汁浓汤元宝饺子

食材　　做法

猪瘦肉 200 克
白菜 250 克
姜 2 片
饺子皮适量
番茄 1 个
虾仁 4 个

1　猪肉洗净，切成小块，姜切成小块放入瘦肉中一起剁成碎末。

2　白菜洗净，取菜叶部分切成丝再切丁，加少许盐，剁碎即可。接着将白菜碎挤出一部分白菜汁不要。

3　放入肉末中拌匀，再加生抽、盐、食用油搅拌成柔滑的馅儿。放入饺子模具中依次包好饺子。

4　锅中加足够的水煮沸后，用勺子顺着一个方向搅拌，使水成旋涡状，边下饺子边顺着方向推水，盖盖儿再煮至水沸，煮到饺子浮起来就熟了。

5　番茄去皮切碎熬煮成一小碗浓汤，虾仁放入一同煮熟，接着加入煮好的小饺子食用。

小银鱼蒸蛋羹

食材　　做法

鸡蛋 1 个
牛奶 20 克
小银鱼 10 克
生抽 10 克
盐 1 克
麻油适量

1　鸡蛋打入碗中，调入适量水或奶，加 1 克盐搅拌均匀。

2　过滤网过滤掉蛋液的泡沫，倒入碗中，上面洒小银鱼，接着盖上保鲜膜放入蒸锅，水开后转中火慢慢蒸 15 分钟表面会更平滑，最后淋一些生抽、麻油即可。

爱心贴士

1　白菜剁碎的时候加一点儿盐，有利于水分的析出，饺子也不容易煮破皮。

2　多余的饺子同样可以放入保鲜盒中速冻起来，要尽快食用完。

营养加油站

俗话说"百菜不如白菜"，其营养丰富，除含粗纤维、钙、磷、铁、胡萝卜素、硫胺素、尼克酸外，维生素 C、核黄素的含量比苹果、梨分别高 5 倍、4 倍。维生素 C 可增加机体对感染的抵抗力，可用于坏血病、牙龈出血、各种急慢性传染病的防治。丰富的纤维素，可增强肠胃的蠕动，帮助消化。猪瘦肉纤维较为细软，脂肪含量少，与白菜搭配做成饺子肉汁鲜美，非常适合儿童食用。

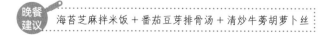
晚餐建议　海苔芝麻拌米饭＋番茄豆芽排骨汤＋清炒牛蒡胡萝卜丝

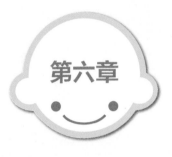

第六章

强壮脾胃打基础，
孩子少生病少受苦

食材推荐：小米、大麦、山药、南瓜、芡实、莲子

小米：小米中营养丰富，其中色氨酸的含量为谷类的首位，色氨酸有调节睡眠的作用。睡前服用小米粥可使人安然入睡。当孩子吃过多肉类，肚子胀不消化时，可以将鸡内金跟小米一起熬小米粥，上面浮出的一层米油最适合脾胃弱、面黄肌瘦、经常腹泻的小朋友。小米的缺点是缺乏赖氨酸，而大豆正好富含赖氨酸，如果熬小米粥时加黄豆或黑豆更能营养互补，也可加红枣、莲子、百合、龙眼等一起熬，营养全面。

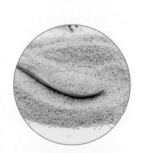

大麦：不仅营养丰富，也是供人治病的药物。《本草再新》中将大麦功能归纳为四种：养心，益肾，和血，健脾。

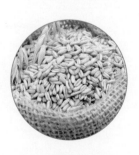

用大麦熬煮五谷粥，能治疗胃肠疾病，消食，还能降低雌激素含量，预防乳腺癌。

山药：最好的补养脾胃药食同源食材应属怀山药，河南焦作产的铁棍山药为佳，而温县"垆土山药"在铁棍山药中的药用价值又为上品。山药有强健机体、滋肾益精的作用。胃胀时食用，能促进消化，改善脾胃消化吸收功能，补虚损。当孩子长期咳喘病愈后，还可以用铁棍山药30克连皮切片煮水喝，连喝三天，能补足脾胃之气，预防咳嗽和反复的呼吸道疾病。

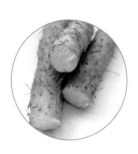

南瓜：《本草纲目》中记载："南瓜性温，味甘，入脾、胃经。"能补中益气、消炎杀菌、止痛。其所含的丰富果胶，可"吸附"细菌和有毒物质，包括重金属等，起到排毒作用。同时，其果胶可保护胃部免受刺激，减少溃疡。还可用南瓜搭配百合、莲子、小米煮粥或汤，滋养肠胃。

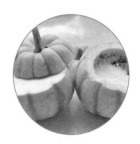

芡实：芡实是儿童、老人和肾虚体弱、消化不良者的最佳食物。吃芡实一定要慢火炖煮至熟烂，然后细细咀嚼咽下，才能起到滋养身体的作用。特别是常有一些服用补药又虚不受补的人，或者是脾胃功能较差、身体瘦弱的儿童，可用芡实、红枣、花生仁、核桃、山药、莲子等煮熟，调理好脾胃之后再进食肉类滋养身体更能受益。

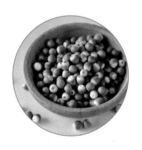

莲子：中医认为莲子具有补脾、益肺、养心、益肾和固肠等作用。莲子中钙、磷、钾的含量都非常丰富，除可以构成骨骼和牙齿的成分外，还有促进凝血、静心宁神、维持肌肉的伸缩性和心跳的节律等作用。

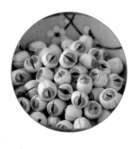

大麦山药小米水果粥＋红甜椒黑木耳肉丝

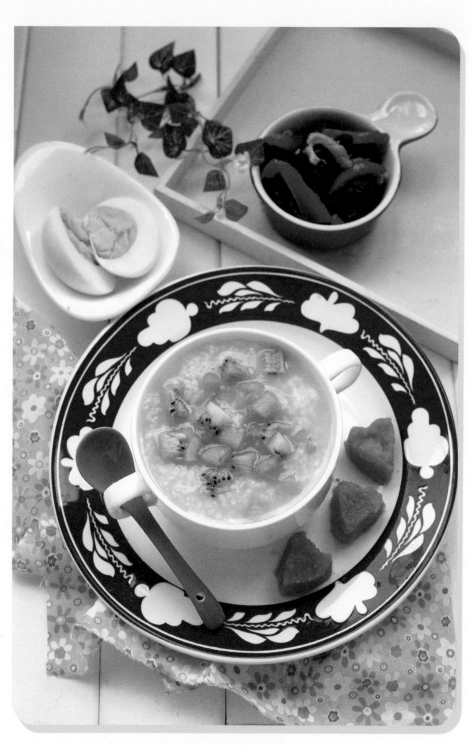

大麦山药小米水果粥

 食材

铁棍山药 30 克

大麦 20 克

小米 20 克

大米 30 克

猕猴桃或哈密瓜果粒 2 勺

做法

1　铁棍山药去皮切丁，泡入白醋水中几分钟防止氧化变色。

2　大麦、小米、大米淘洗一遍，放入山药丁，加 10 倍左右清水煮粥。

3　盛出后加孩子喜欢的水果粒即可。

红甜椒黑木耳肉丝

 食材

红甜椒 1 个

黑木耳 15 克

瘦肉 30 克

生抽 3 克

盐、橄榄油适量

 做法

1　将红甜椒洗净，切小条；瘦肉切丝；黑木耳泡发后在水中煮熟。

2　在平底锅里放入橄榄油，肉丝放入翻炒，变色后调入生抽再翻炒均匀盛出。

3　余油炒熟红甜椒、黑木耳，加盐调味，最后倒入肉丝炒 1 分钟即可。

 爱心贴士

1　如果是作为早餐食用的粥，可以用电饭煲或炖盅的预约功能。

2　要保留更多的红甜椒维生素不受损失，可大火急炒，黑木耳提前煮熟也可缩短烹饪时间。

3　如果是孩子咳嗽期间，粥里面不必加入猕猴桃，可放入橘皮丝。

营养加油站

　　大麦山药小米粥能提供早餐所需的碳水化合物，加入富含维生素 C 的水果粒后口味酸甜，不爱喝粥的小朋友也能乐于接受。红甜椒的胡萝卜素丰富，黑木耳纤维高，瘦肉铁含量丰富，再加入一个鸡蛋，早餐摄取的营养就更加全面了。

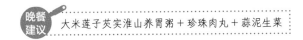

晚餐建议　大米莲子芡实淮山养胃粥＋珍珠肉丸＋蒜泥生菜

芡实黑豆黄豆小米粥＋土豆胡萝卜丝

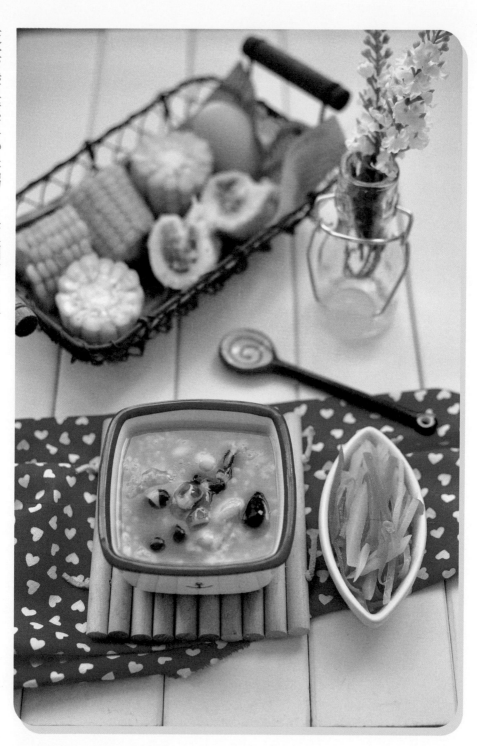

芡实黑豆黄豆小米粥

 食材

芡实 10 克
黑豆 10 克
黄豆 10 克
小米 20 克
大米 30 克

做法

1 将黑豆、黄豆、芡实提前浸泡 3 小时，或者晚上在冰箱里泡好。
2 将所有煮粥食材放入电压力锅，加入适量水，按煮粥键即可。

土豆胡萝卜丝

 食材

土豆 1 个
胡萝卜 1 根
盐 2 克

做法

1 土豆削皮切丝，胡萝卜切丝。
2 平底锅放入油，放入胡萝卜丝、土豆丝翻炒 2 分钟，加适量水焖煮熟，最后加盐调味即可。
3 早餐还可以蒸一根玉米，煮一个鸡蛋，营养更全面。

 爱心贴士

1 芡实要尽量从正规药房购买，买的时候注意挑选，没有刺鼻酸味的、色泽自然暗红的为佳。
2 对于不爱吃胡萝卜或土豆的孩子，可以把炒好的双丝卷入土司里，换一个造型给孩子。

营养加油站

黑豆、黄豆搭配小米煮粥，可以弥补小米缺少赖氨酸的不足。芡实补脾养胃，土豆丝、胡萝卜丝一起炒，不仅味道香甜，营养更是全面，是孩子搭配米粥很好的健康蔬菜。

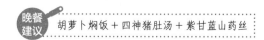 晚餐建议 胡萝卜焖饭＋四神猪肚汤＋紫甘蓝山药丝

胡萝卜牛肉米线

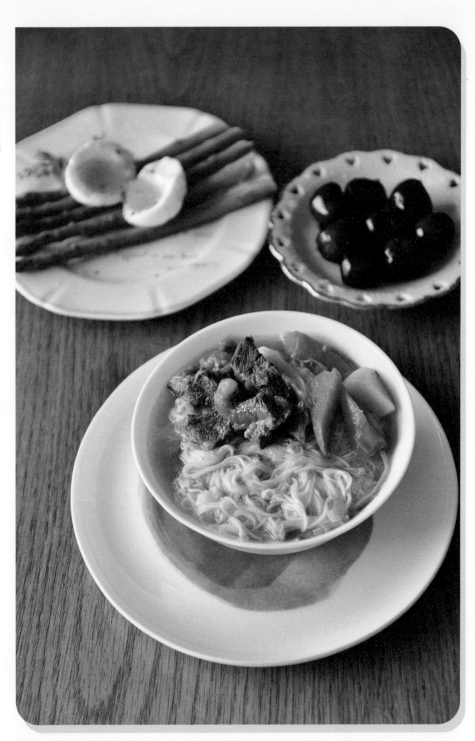

食材

牛腩 500 克

胡萝卜 1 根

洋葱半个

大番茄 1 个

小土豆 2 个

米线 1 把

料酒 1 勺

生抽 2 勺

橄榄油 1 勺

 做法

1 将牛腩洗净，切成 2 厘米左右大小的牛肉块。

2 锅中加入水和姜片，煮开后放入牛腩汆烫，撇去血水浮沫，冲洗干净备用。

3 铸铁锅中火预热，放入 1 勺橄榄油，将切丝的洋葱炒软。

4 放入所有的牛肉块，继续翻炒。

5 烹入 1 勺料酒、2 勺生抽，将食材炒香。

6 接着放入去皮的番茄块翻炒，炒至番茄熟烂出汁，均匀裹满牛肉即可。

7 倒入 2000 毫升的水，大火煮开后转小火，炖煮 2 小时后加入土豆和胡萝卜块，继续炖煮半小时至牛肉软烂，加盐调味。

8 第二天早起煮熟米线，加入牛肉汤，放入盐和生抽调味，牛腩、土豆、胡萝卜做配菜即可。

营养加油站

　　牛肉富含蛋白质，氨基酸的组成比猪肉更接近人体需求，能提高机体的抗病能力，对正在生长发育的孩子尤为适宜。牛腩中的牛筋部分含有丰富的胶原蛋白，能修复肌肤的细纹，增加皮肤弹性。炖煮的牛腩汤因为有各种蔬菜的加入，作为早餐也不会太油腻。这道食谱非常适合学龄儿童，尤其是贫血或者体质虚弱的孩子食用。

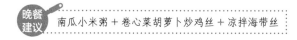 晚餐建议　南瓜小米粥＋卷心菜胡萝卜炒鸡丝＋凉拌海带丝

青菜肉末月牙饺子 + 莲子百合银耳汤

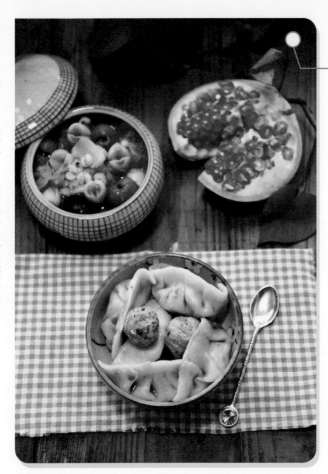

青菜肉末
月牙饺子

 食材

猪后腿肉 200 克

青菜 100 克

鸡蛋 1 个

生姜 1 片

饺子皮适量

生抽 10 克

盐 2 克

麻油 5 克

做法

1　青菜洗净，在沸水中烫熟捞起，沥干水分。然后剁成细小的青菜碎。后腿肉也剁成肉粒，
　　放入姜末继续剁均匀。

2　将肉末、青菜放入大碗中，打入鸡蛋，加盐、生抽、麻油，用筷子朝一个方向搅打肉
　　馅至少 2 分钟，直到非常细腻即可。

3　在饺子皮中间放入肉馅，包成月牙状。

4　饺子全部包好后，取一次量煮熟。剩余放入保鲜盒置冰箱冷冻。

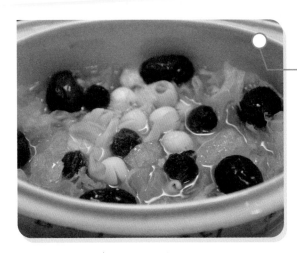

莲子百合银耳汤

食材

莲子 15 克	银耳 1 朵
百合干 10 克	红枣 6 颗
桂圆 8 粒	冰糖适量

做法

1　百合、银耳提前浸泡 2 小时。

2　银耳撕小朵，跟莲子、百合、红枣、桂园、冰糖一同放入电炖盅预约慢炖 3 小时。

爱心贴士

1　肉馅中加入虾皮可以增加钙质，口感也会更为鲜美。如果孩子海鲜过敏，可以不放。

2　如果用纯瘦肉做饺子馅，可以加入山药末一起剁碎，这样口感会非常滑嫩。

3　甜汤可以晚上预约炖煮，早餐食用。

4　剩余的饺子馅还可以做成肉丸子，也可以速冻起来，煮米线，丝瓜汤等都很好吃。尽量 1 周内食用完。

营养加油站

　　青菜又叫小白菜、油菜、油白菜。一年四季都可以吃到，又被誉为"抗癌蔬菜"。青菜中所含的维生素 C 是大白菜的 3 倍多，钙是所有绿叶蔬菜中含量最高的，是大白菜的 2 倍，常吃能够促进骨骼的发育。它还含有丰富的维生素 K，能帮助钙沉积入骨骼当中。可以尝试做成菜肉丸子，添加钙质丰富的虾皮增加鲜味，对于孩子骨骼、牙齿发育以及长身体都很有帮助。

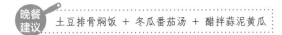
晚餐建议　土豆排骨焖饭 + 冬瓜番茄汤 + 醋拌蒜泥黄瓜